妇科肿瘤超声检查

Ultrasound Assessment in Gynecologic Oncology

著　者　[西] Juan Luis Alcázar

主　译　罗　文　刘丽文

译　者　(按姓氏笔画排序)

丁　雷　于　铭　王　云　王斐倩　刘丽文

阮骊韬　李　军　李西娜　杨　晓　张佩蒂

陈绪娇　罗　文　周　琦　庞丽娜　郑　瑜

郑敏娟　南　娜　袁丽君　袁佳妮　高新茹

高燕华　韩　璐　管湘平

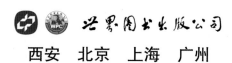

西安　北京　上海　广州

图书在版编目（CIP）数据

妇科肿瘤超声检查/（西）胡安·路易斯·阿尔卡萨尔（Juan Luis Alcázar）著；罗文，刘丽文主译.—西安：世界图书出版西安有限公司，2021.8
书名原文：Ultrasound assessment in gynecologic oncology
ISBN 978-7-5192-8613-2

Ⅰ.①妇… Ⅱ.①胡… ②罗… ③刘… Ⅲ.①妇科病—肿瘤—超声波诊断 Ⅳ.① R737.304.1

中国版本图书馆 CIP 数据核字（2021）第 136707 号

ULTRASOUND ASSESSMENT IN GYNECOLOGIC ONCOLOGY Edition / by JUAN LUIS ALCÁZAR / ISBN: 978-1-138-04432-6

书　　名	**妇科肿瘤超声检查**	
	FUKE ZHONGLIU CHAOSHENG JIANCHA	
著　　者	〔西〕JUAN LUIS ALCÁZAR	
主　　译	罗　文　刘丽文	
责任编辑	马元怡	
装帧设计	新纪元文化传播	
出版发行	**世界图书出版西安有限公司**	
地　　址	西安市锦业路 1 号都市之门 C 座	
邮　　编	710065	
电　　话	029-87214941　029-87233647（市场营销部）	
	029-87234767（总编室）	
网　　址	http://www.wpcxa.com	
邮　　箱	xast@wpcxa.com	
经　　销	新华书店	
印　　刷	陕西金和印务有限公司	
开　　本	787mm×1092mm　　1/16	
印　　张	6.5	
字　　数	125 千字	
版　　次	2021 年 8 月第 1 版	
印　　次	2021 年 8 月第 1 次印刷	
版权登记	25-2019-017	
国际书号	ISBN 978-7-5192-8613-2	
定　　价	68.00 元	

医学投稿　xastyx@163.com　‖ 029-87279745　029-87279675
☆如有印装错误，请寄回本公司更换☆

译者序

近年来，随着发病率逐年升高，妇科肿瘤严重威胁女性健康。超声成像技术以其实时、无辐射、廉价、可重复的优势，成为妇科肿瘤筛查及诊断的重要工具。然而，操作者技能的差异及临床知识背景不同，导致超声诊断水平参差不齐。因此，规范超声成像操作技术及诊断技能，加强超声诊断与临床知识相结合，是提高妇科肿瘤超声诊断水平的迫切需要。实用性高、可读性强、与临床知识紧密关联的规范化专项学习书籍也备受妇科超声领域广大工作者的关注。

《妇科肿瘤超声检查》一书是西班牙妇产科教授 Juan Luis Alcázar 编写的关于妇科肿瘤超声诊断领域的专著，内容深入浅出，图文并茂。本书从正常盆腔结构的超声表现讲起，详细讲解附件区肿瘤、子宫肉瘤、子宫内膜癌、妊娠滋养细胞肿瘤、宫颈癌、阴道癌等多种妇科肿瘤的超声声像图特征，并紧密结合相关临床知识，具有很高的指导性和实用性。本书可供妇科超声专业医师及基层超声医师进行规范化学习，并可为妇科临床医生提供诊断参考。

本书的翻译工作得到了来自妇科超声领域的多位医生大力支持，衷心感谢各位译者在此书的翻译工作中辛勤的付出。

罗文　刘丽文
2021 年 7 月

　　感谢 Alcázar 博士让我为他的新书《妇科肿瘤超声检查》写序，这本书凝聚了他在妇科临床工作中长期积累的治疗妇科肿瘤以及应用超声评估妇科肿瘤的宝贵经验，借助本书你可以全面深入了解这一领域。这是第一本关于通过超声评估妇科肿瘤的著作，全书结构紧凑、内容连贯，文字一气呵成。书中包含了一系列丰富的临床影像资料。对于普通妇科及妇科肿瘤科的医生而言，这本书是不可多得的好书。

　　我很熟悉 Alcázar 博士，并且与他一起度过科研、医疗和教学生涯。Alcázar 博士在西班牙潘普洛纳的纳瓦拉大学临床医院妇产科完成了住院医师的培训，我们就是在这里相识的，当时我是住院医师。在 Mercé 博士的指导下，Alcázar 开始了超声的培训，Mercé 博士在妇科超声检查领域享誉全球。Alcázar 博士发表了大量的相关文章，他在全球超声学会中的出色表现以及他在科学论坛中的杰出贡献使他享有非凡的声誉。

　　我很荣幸在妇科肿瘤学培训中担任 Alcázar 博士的导师，同时对他多年的帮助我深表感谢。我与他分享了许多有关妇科肿瘤学和超声之间"交叉"的想法，这些想法已通过他的研究变成了现实。值得一提的是，来这里与他同时培训的还有来自世界各地的妇科医生。

　　本书不仅是对理论的阐释，还结合了实用化的特色，具有重要的参考价值。本书涵盖了日常实践中的所有重要主题，从对盆腔内容物正常解剖结构的详尽描述到对有争论的议题均进行了全面讨论。这些议题最近获得了更明确的经验，例如，附件包块和子宫内膜癌。本书包括了有关卵巢癌、子宫内膜癌和宫颈癌新的分期系统的章节，同时也涵盖了许多前期的研究，这其中有 Alcázar 博士已经发表的研究，这些研究在不久的将来会应用到临床。最后，本书内容还涉及超声引导下的侵入性诊断步骤以及少见肿瘤（外阴癌或阴道癌）的治疗。

　　最后，我要感谢 Alcázar 博士的慷慨奉献，他治疗了许多肿瘤患者，并一直给予她们帮助，其中很多患者病情改善或康复。正是他在专业工作中始终卓越的表现，让患者治疗获得成功。令人欣喜的是，他将自己多年训练的经验和专业实践研究成果进行总结，让从事这一具有挑战性学科的人员受益，使成功治疗成为可能。

Matías Jurado 教授

妇产科教授

妇科肿瘤部主任

纳瓦拉大学临床医院

西班牙 潘普洛纳

前　言

　　妇科肿瘤学是妇科领域最重要的专业之一。 妇科肿瘤学的重点是对女性生殖系统癌症的诊断和治疗。该专业具有重要的临床意义，三种妇科肿瘤 —— 宫颈癌、子宫内膜癌和卵巢癌——均在全球女性最常见的六大恶性肿瘤之中。

　　30 多年来，超声一直是妇科常用的影像检查技术，已成为大多数临床医生必不可少的诊断工具。

　　超声在妇科肿瘤学领域的主要作用是对子宫和卵巢病变进行鉴别诊断，并具有良好的应用价值。在最近的十年中，超声在妇科癌症评估中的应用取得了重大进展，不仅用于诊断，还用于分期。

　　经过多年的实践以及超声和妇科肿瘤学的教学，我意识到在妇科肿瘤学实践中缺少以超声使用为相关主题的专用手册。本文旨在总结超声在妇科肿瘤学领域的最新应用，向读者提供理论知识和实用技巧，并简要介绍其他诊断成像技术的作用，如计算机断层扫描、磁共振成像和正电子发射断层扫描。本书不仅阐述了女性生殖系统中最常见的癌症，还包括那些少见的癌症。

Juan Luis Alcázar

西班牙 潘普洛纳

目 录

第1章

正常女性盆腔超声检查

概　述

经阴道超声目前被认为是女性盆腔检查的首选技术，尤其是对子宫及附件的评估。在某些情况下需要经腹部超声检查整个盆腔和腹部，评估较大器官或者腹部弥漫性病变。当然，超声检查已经成为大多数临床医生诊断临床妇科疾病必不可少的工具，尤其用于实体瘤诊断时。

本章将回顾女性盆腔器官的正常超声表现。在超声检查女性盆腔结构时，医生必须要清晰地识别出解剖标志物，尤其是诊断妇科恶性肿瘤时。女性盆腔结构从实践角度分为三部分：生殖器官、非生殖器官及盆腔壁结构。

盆腔壁结构是指盆腔大血管、肌肉和骨骼。非生殖器官主要指膀胱、输尿管、直肠-乙状结肠以及其他肠道。生殖器官指子宫、输卵管和卵巢，还应该包括阴道穹隆、直肠阴道隔、主韧带、子宫旁组织和子宫骶韧带。

盆腔壁结构

在评估盆腔壁结构时，应该对盆腔大血管、肌肉和骨骼进行扫查成像。重点应关注盆腔血管，因为它们是妇科肿瘤扫查中的主要定位标志。

经阴道超声检查的盆腔血管主要是髂外血管（动脉和静脉）、髂内血管（动脉和静脉）和子宫血管（动脉和静脉）。不常用经阴道超声评估的血管主要为卵巢血管。因为经阴道超声高频探头可探查的深度有限，卵巢血管难以扫查。大的髂血管的识别对于评估淋巴结存在至关重要。

髂外血管走行与盆腔壁平行，易于识别（图1.1）。静脉比动脉粗，并且位于动脉上方。几乎在所有女性体内都可以看到动脉明显搏动。将探头与这些血管长轴平行扫查非常重要，由此可以获得血管的矢状面图。这可以通过向外侧及前侧移动阴道内探头来实现。如果将探头向内侧及后部移动，可见髂内血管（图1.2）。彩色多普勒超声成像有助于这些血管识别。

最后，子宫血管可在子宫颈部侧面的长轴或短轴切面上辨识（图1.3）。

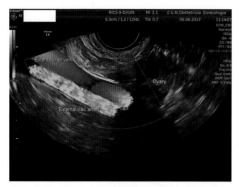

图1.1 经阴道超声显示右髂外血管,卵巢位于这些血管的上方。External iliac artery: 髂外动脉,External iliac vein: 髂外静脉; Ovary: 卵巢

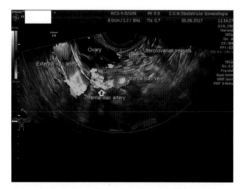

图1.2 经阴道超声显示髂内静脉和子宫卵巢血管。External iliac artery: 髂外动脉; Internal iliac artery: 髂内动脉; Internal iliac vein: 髂内静脉; Ovary: 卵巢; Utero/ovarian vessels: 子宫/卵巢血管

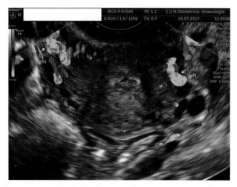

图1.3 经阴道超声显示宫颈两侧的子宫动脉(UAS),并观察到宫颈管(CC)。UA left (uterine arterie left): 左侧子宫动脉; UA right (uterine arterie right): 右侧子宫动脉; CC (cervical canal): 宫颈管

非生殖器官

膀胱是位于子宫和腹壁之间的中央型囊性结构,易于识别(图1.4)。膀胱壁厚度可测量,并可对其内表面进行评估。膀胱黏膜的不规则变化很容易被发现。当对肿瘤患者进行扫查时(如宫颈癌),膀胱壁相对宫颈的滑动是非常重要的,因为这种迹象关系膀胱壁是否受肿瘤侵袭。

检查中,可以观察到输尿管穿过膀胱壁。并且可以看到两侧输尿管在膀胱壁的开口(图1.5a)。输尿管开口通常表现为膀胱壁内缓慢蠕动的低回声结构(图1.5b)。在向腹外侧扫查时,可见它们在子宫动脉下方穿过(图1.5c)

直肠-乙状结肠也是位于子宫和骶骨之间的盆腔中央部结构,很容易观察到。有时直肠-乙状结肠可呈现为直线结构(图1.6a),但是它大多数呈现为蛇形结构(图1.6b)。当直肠-乙状结

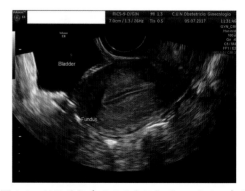

图1.4 经阴道超声显示子宫纵切面,可见无回声的膀胱位于子宫前方。Bladder: 膀胱; Fundus: 宫底

肠内部没有内容物时，可以识别出其壁层结构（图 1.6a），直肠在子宫后壁上的滑动非常重要，这是评估道格拉斯陷窝是否封闭的标志。

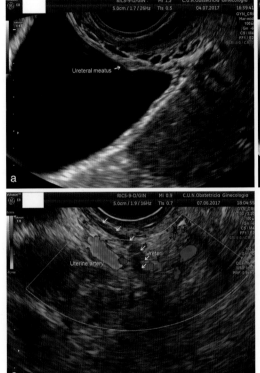

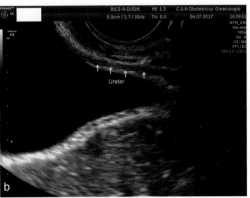

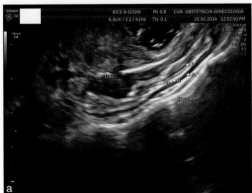

图 1.5 a. 经阴道超声显示膀胱。在阴道内向侧方移动探头，在纵向平面上可以观察到输尿管口。b. 输尿管壁呈现为低回声结构（箭头所示）。在实时超声中，可以看到输尿管蠕动。c. 侧向移动阴道内探头，稍微向前移动一点，可看到输尿管（箭头）在子宫动脉下交叉穿过。Ureteral meatus: 输尿管口；Ureter: 输尿管；Uterine artery: 子宫动脉

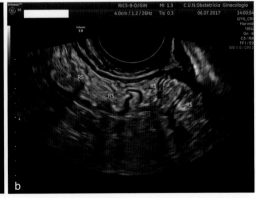

图 1.6 a. 经阴道超声显示直肠 – 乙状结肠。直肠 – 乙状结肠各层超声所见。子宫内膜异位症（DIE）向深部肠道浸润。b. 观察到的直肠 – 乙状结肠（RS）为蛇形结构。DIE（deep infltrating endometriosis）：深部浸润型子宫内膜异位症；A（muscularis propria）：固有肌层；B（submucosa）：黏膜下层；C（mucosa）：黏膜层；L（lumen）：肠腔；Rectum：直肠；RS（recto-sigmoid）：直肠乙状结肠

生殖器官

子宫位于前部膀胱和后部直肠 – 乙状结肠之间，可分为两部分：子宫体和子宫颈。

子宫通常呈前倾位（宫底倾向膀胱上方）（图 1.7a），但也可能呈后倾位（宫底倾向直肠，甚至是子宫直肠陷窝）（图 1.7b）。因此宫体的位置可能出现变化，但是宫颈始终固定在中线位置。

子宫的形状和大小主要取决于女性的年龄和生育情况。在育龄期，未孕的女性，子宫为椭圆形结构，形态规则（图 1.7a）。它可以通过超声波精确测量，正常尺寸为长 7.5~9cm，宽 4.5~6cm，厚 2.5~4cm（图 1.7a）[1]。生育后子宫三个正交径线可以分别增加 1~2cm。

在女性绝经期，子宫长度会缩减为 3.5~6.5cm，厚度会减少至 1.2~1.8cm[1]。在行超声检查子宫时，应评估两种明显的结构：子宫肌层和子宫内膜。

子宫肌层由子宫肌肉组成，外部受限于子宫浆膜，内部受限于子宫内膜[2]（图 1.8）。子宫肌层分为三层，内层与子宫内膜相邻，通过超声可以观察到一条很薄的低回声条带，也被称为功能区（图 1.8）。这一层与子宫内膜之间的边界称为肌层内膜层间质（myometrial-endometrial interphase）。中间层就是子

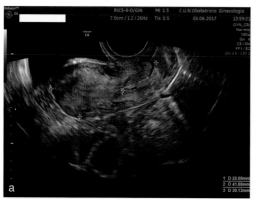

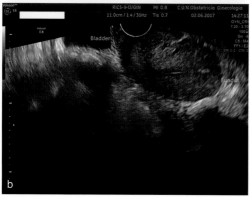

图 1.7 a. 经阴道超声示子宫纵切面。子宫前倾。测量宫颈长度、子宫体长度和子宫体前后径。b. 经阴道超声显示子宫后倾。底部远离膀胱，靠近直肠。Bladder：膀胱；Fundus：宫底

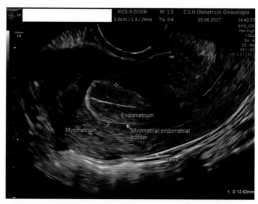

图 1.8 经阴道超声显示子宫体（子宫内膜和肌层）的不同结构。子宫内膜厚度 12.8mm。可以观察子宫浆膜和子宫内膜 – 肌层分界。子宫内膜呈三层结构。Myometrium：子宫肌层；Endometrium：子宫内膜；Serosa：子宫浆膜层；Myometrial/endometrial border：子宫肌层 / 子宫内膜交界

宫肌层，是最厚的部分，通常也被称为子宫壁。超声显示该层为均匀回声结构（图1.8）。外层是子宫浆膜层，呈现为极薄的回声线。紧贴在这一层的下方，位于中间层的最外侧，可以看到弧形血管。

宫颈长度是从宫颈内口到宫颈外口纵向测量的（图1.7a）。宫颈长约2.5cm，宽2.5cm，厚1.5~2cm[1]。

宫颈管很容易看见，宫颈内黏膜可呈现高回声结构，其周围宫颈实质呈低回声。宫颈内黏膜与子宫内膜相连续。绝经前妇女在排卵期可在宫颈管内看到宫颈黏液（图1.9a）。另一个常见的发现是纳氏囊肿，显示为子宫颈实质内的圆形囊性区域（图1.9b）。

子宫颈通过子宫旁组织与骨盆壁相连。近端的子宫旁组织可用经阴道超声检查。在子宫颈短轴平面，宫旁组织显示为宫颈两侧有回声的结构（图1.10）。子宫血管有助于识别这种结构。

在子宫颈短轴平面，子宫骶韧带显示为子宫颈后部带状回声区（图1.11）。

子宫内膜又称子宫内黏膜，位于子宫内部，围绕着子宫腔分布。在大多数情况下，子宫内膜前后层紧贴呈现为一层，使子宫腔看起来像一个虚拟的腔[3]。当有血液、黏膜或浆膜渗出液等任何内容物使宫腔膨胀时，可清楚地评估这两层内膜（图1.12）。

子宫内膜应该在纵向切面进行评估，包括前后两层（图1.8），测量最厚处。

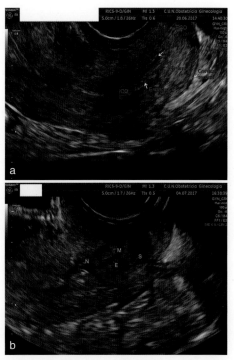

图1.9　a.子宫颈。可以观察到标志物：宫颈外口、宫颈内口、宫颈浆膜、实质和子宫颈内膜。宫颈管的管腔也可见。　b.在某些病例中，可以观察到纳氏囊肿。E：子宫颈内膜；S：子宫颈实质；M：宫颈管腔。ECO（external cervical os）：宫颈外口；ICO（internal cervical os）：宫颈内口；M（lumen）：宫颈管腔；E（endocervix）：子宫颈内膜；Stroma：子宫颈实质；S（cervical serosa）：子宫颈浆膜；N（nabothian cysts）：纳氏囊肿

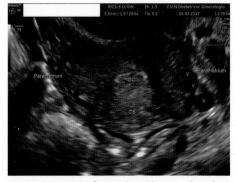

图1.10　经阴道超声显示宫颈横切面。宫颈实质和宫颈管被认为是解剖学的标志。如图所示双侧子宫静脉血管。CC（cervical canal）：宫颈管；CS（cervical stroma）：宫颈实质；V（uterine venous vessels）：子宫静脉血管；Parametrium：子宫旁组织

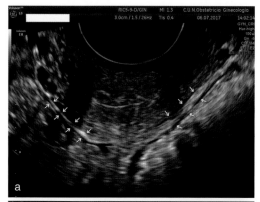

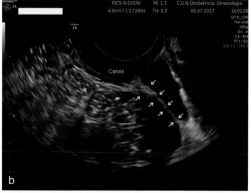

图 1.11　a.宫颈横切面显示子宫骶韧带(箭头之间)呈现为贯穿子宫颈后外侧的高回声线。b.当子宫直肠陷窝中有一定量的液体时,可以看到子宫骶韧带(箭头)从子宫颈到直肠(阴道探头在矢状面上由侧面指向宫颈)。Cervix: 子宫颈

当宫腔内有液体时,每一层应单独测量(图 1.12)。

在育龄期,子宫内膜厚度随每月的月经周期变化,从月经期间的 4~5mm 到黄体中期 16~18mm[4]。绝经后子宫内膜变薄,中位厚度(3.2±1)mm,回声增强(图 1.13)。

子宫内膜的回声在整个月经周期中也会发生变化,在增殖期呈三层结构(图 1.8),在分泌期呈均匀回声。

卵巢位于卵巢窝,在子宫和外部髂血管之间(图 1.14)。然而,由于盆底和子宫 – 卵巢韧带的移动性,有时卵巢会出现在子宫后方或子宫直肠陷窝。

超声图像上,卵巢呈椭圆形回声结构。在育龄期,卵巢内可见卵泡(图 1.14)。绝经前妇女的一侧卵巢大小约 3cm×2cm。排卵前卵泡可达到大小为 20~25mm,而排卵后形成的黄体可能达到 25~30mm[3]。在卵巢实质内以及排卵前主

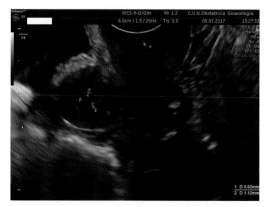

图 1.12　绝经后妇女子宫经阴道超声检查。宫腔内有少量液体(F)。子宫内膜前后层应分开测量

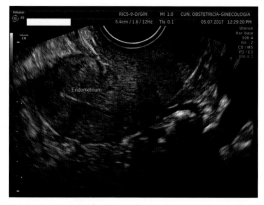

图 1.13　绝经后妇女子宫经阴道超声检查。子宫内膜呈细的线状强回声。Fluid: 液体; Endometrium: 子宫内膜

要卵泡周围可以观察到血流。排卵后，有显著的血管生成出现，黄体周围出现丰富的环样彩色多普勒信号（图 1.15）。

绝经后，卵巢变小（2cm×1cm），呈椭圆形，边界清晰的回声结构[3]（图 1.16）。在此时，卵巢实质血流信号很难检测到。

最后，输卵管可以显示为一个很薄的回声结构（图 1.17），特别是当有附件区域或子宫直肠陷窝存在积液时（图 1.18）。常常可发现输卵管旁囊肿。

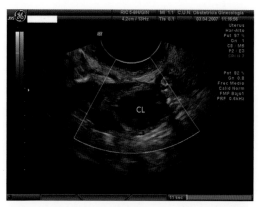

图 1.15 排卵后,经阴道超声示左侧卵巢黄体(CL)

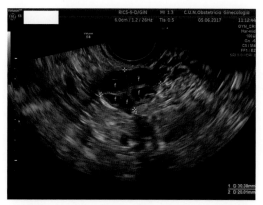

图 1.14 经阴道超声显示绝经前妇女正常卵巢内有卵泡（f）。f（follicles）：卵泡

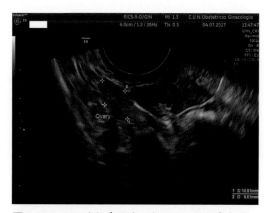

图 1.16 经阴道超声检查,绝经后妇女正常卵巢,所见无卵泡。Ovary: 卵巢

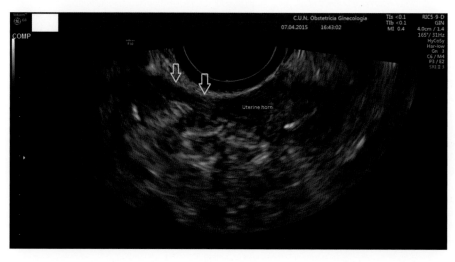

图 1.17 经阴道超声示右侧输卵管(箭头)为子宫角起始的低回声结构。Uterine horn: 子宫角

直肠阴道间隔也可通过经阴道超声观察到，通常显示为阴道后壁与低位直肠及肛管前壁之间的一条低回声线（图1.19）。

经阴道超声也可用于评估阴道壁和直肠之间的滑动，以检测直肠阴道间隔的完整性。

最后，经阴道超声难以评估阴道穹隆。在阴道内放入一些凝胶，可能有助于评估阴道穹隆（图1.20）。

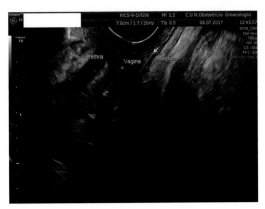

图1.19 经阴道超声示直肠阴道间隔（箭头）呈现为阴道后壁和直肠前壁之间的高回声线。Urethra：尿道；Vagina：阴道；Rectum：直肠

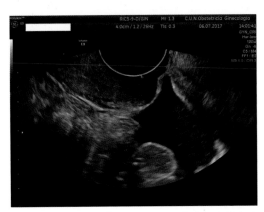

图1.18 经阴道超声矢状面显示子宫直肠陷窝内游离液体

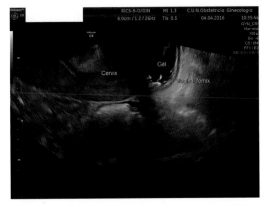

图1.20 经阴道超声检查在阴道内放入凝胶（超声阴道检查）。使用这种技术，可以更准确地评估阴道穹隆。Cervix：宫颈；Gel：凝胶；Vaginal fornix：阴道穹窿

参考文献

[1] Kupesic S, Honemeyer U, Kurjak A. Normal female reproductive anatomy// Kurjak A, Cherrenak FA. Donald School Textbook of Ultrasound in Obstetrics and Gynecology. 4th edition. London: Jaypee, 2017:822–837.

[2] Van den Bosch T, Dueholm M, Leone FP ,et al. Terms, defnitions and measurements to describe sonographic features of myometrium and uterine masses: A consensus opinion from the Morphological Uterus Sonographic Assessment (MUSA) group. Ultrasound Obstet Gynecol, 2015, 46:284–298.

[3] Langer JE. Normal anatomy of the female pelvis and transvaginal sonography// Norton M, Scoutt L, Feldstein V. Callen's Ultrasonography in Obstetrics and Gynecology. 6th edition . New York: Elsevier,2017: 805–824.

[4] Leone FP, Timmerman D, Bourne T, et al. Terms, defnitions and measurements to describe the sonographic features of the endometrium and intrauterine lesions: A consensus opinion from the International Endometrial Tumor Analysis (IETA) group. Ultrasound Obstet Gynecol,2010, 35:103–112.

第2章

超声成像鉴别诊断附件肿块

概 述

附件肿块是临床中最常见的问题之一。准确的诊断为患者建立最优管理至关重要。良性附件肿块可采用保守治疗或微创手术治疗[1-2]。可疑人群应转诊到有专门妇科肿瘤学并且有适当资源和经验丰富外科医生的三级诊疗中心[3]。

超声被认为是附件肿块鉴别诊断的首选影像学技术[4]。

超声将形态学图像与附件肿瘤的大体宏观病理相关联，已有研究表明这种相关性较高[5]，因此诊断主要基于灰阶超声评估。

使用彩色多普勒可以评估肿瘤的血管生成，寻找恶性肿瘤中的血管生成所带来的血管变化。在附件肿瘤的鉴别诊断中，脉冲多普勒评估测速指数和速度目前不被考虑，主要是由于其重复性差，良、恶性病变之间存在明显重叠[6]。然而，对肿瘤位置和肿瘤内部血流量的评估可能有助于鉴别诊断良、恶性病变[6]。

国际卵巢肿瘤分析组织（IOTA）发表了一篇关于应如何评估和描述附件肿块的专家共识[7]。

超声对附件肿块的鉴别诊断可采用不同的路径方法。

成像模式认识

迄今为止，最好的方法是根据检查者的主观印象进行成像模式认识[6]。这种方法基于以下事实：许多附件肿块具有与宏观病理学相关的典型灰阶超声表现，如卵巢子宫内膜异位囊肿（图2.1）、浆液性或单纯性囊肿（图2.2）、皮样囊肿（图2.3）、黏液性囊肿（图2.4）、输卵管积水（图2.5）、卵巢旁囊肿（图2.6）。

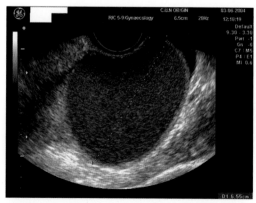

图2.1　经阴道超声显示卵巢囊肿，为卵巢子宫内膜异位囊肿的典型外观：单房性囊肿伴磨玻璃样回声

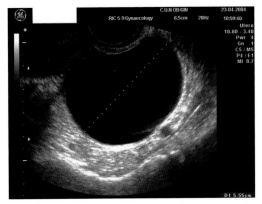

图 2.2　单纯性囊肿表现为典型的单侧卵巢无回声

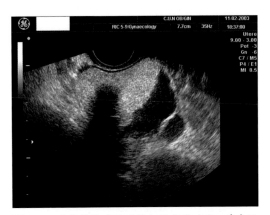

图 2.3　具有成熟畸胎瘤特征的卵巢病变：单房性囊肿伴混合回声和声影

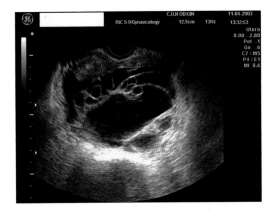

图 2.4　经阴道超声显示多房囊肿，没有实性成分和多于 10 个囊腔。这是黏液囊肿的典型表现

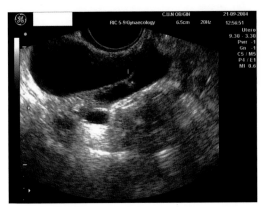

图 2.5　附件肿块显示输卵管积水的特征性外观，为细长的囊性病变，囊壁不规则（★），分隔不完全（I）

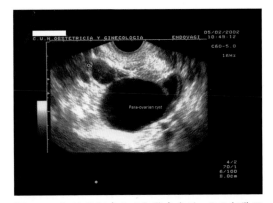

图 2.6　经阴道超声显示卵巢旁囊肿，位于卵巢附近。Ov（ovary）：卵巢；Para-ovarian cyst：卵巢旁囊肿

　　恶性侵袭性和交界性肿瘤通常表现为实性区域，多数情况下可通过彩色/能量多普勒超声检测到血流信号（图 2.7）。笔者将在下一章讨论交界性和侵袭性卵巢肿瘤的具体特征。

　　模式识别对恶性肿瘤的灵敏度和特异度分别为 93% 和 89%[8]。

　　然而，这种方法的可重复性和诊断性能高度依赖于检查者的经验[9-10]。正因如此，研究者提出不同的方法，以便让经验不足的检查者获得与专家检查者类似的结果。

评分体系

自 20 世纪 90 年代初以来，人们提出了不同的评分体系[11]。当然，这些评分系统的使用可能会使经验不足的检查者获得最佳检查结果[12]，并且可能有助于对女性的附件肿块进行分类[13]，但它们并不优于检查者的主观印象[14]。

简单决策规则

2008 年，IOTA 小组提出使用基于超声的简单规则（SRs）来诊断卵巢恶性肿瘤[15]。这些规则基于超声检查中对某些肿块特征的识别，其中部分特征为恶性病变（M 特征），部分特征为良性病变（B 特征）（表 2.1，图 2.8）。

当肿块在没有 B 特征的情况下表现出至少一个 M 特征时，将其归类为恶性。当肿块在没有 M 特征的情况下至少表现出 B 特征时，将其归类为良性。当肿块表现出 M 和 B 特征时，或者没有 M 和 B 特征时，被归为不确定类。

这种基于 SRs 的方法已在多项研究中得到外部验证[8,11]。SRs 可应用于 78%～89% 的附件包块。最近的两项 meta 分析表明，这种方法优于评分系统和逻辑回归模型[11]，但不包括检查者的主观印象[8]。

由于简单规则无法适用于所有肿块，IOTA 小组提出了基于 M 特征和 B 特征

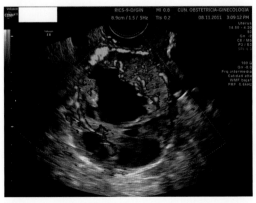

图 2.7 附件肿块经阴道超声检查，高度怀疑为恶性肿瘤（较多实性成分和丰富的血管）

表 2.1 IOTA 简单规则说明

良性特征	
B1	单房
B2	存在实性成分，其中最大的实性成分的最大直径 < 7mm
B3	存在声影
B4	光滑多房性肿瘤，最大直径 < 100mm
B5	无血流（颜色评分 1）
恶性特征	
M1	不规则实体肿瘤
M2	存在腹水
M3	至少 4 个乳头状突起
M4	不规则多房实体瘤，最大直径 ≥ 100mm
M5	血流丰富（颜色评分 4）

引自 Timmerman D, et al. Ultrasound Obstet Gynecol, 2008, 31:681–690.

结合的恶性肿瘤风险评估[16]。利用这种风险评估方法，所有附件肿块都可以用SRs进行分类。然而，这种新方法需要验证。

IOTA 小组还提出了一种基于简单描述符的顺序方法，然后使用 SRs，最后使用检查者的专业经验[17]（图 2.9）。

简单描述根据超声信息和 CA-125 的测量：四个描述良性肿瘤的典型发现，两个描述可能的恶性肿瘤（表 2.2）。一些研究显示已经在专家和初级经验者手中验证了这种三步法，在灵敏度（92% ~94%）和特异度（87% ~95%）方面报告了良好的结果[18-19]。

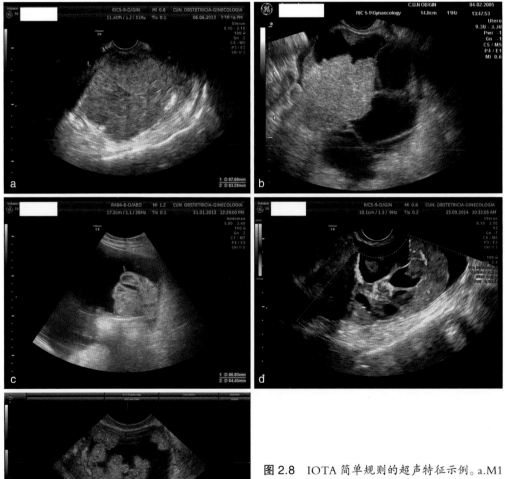

图 2.8　IOTA 简单规则的超声特征示例。a.M1（不规则实体瘤）。b.M2（存在腹水）。 c. M3（至少 4 个乳头状突起）。 d.M4（不规则多房 - 实体肿瘤 > 100mm）。 e.M5（颜色评分 4）

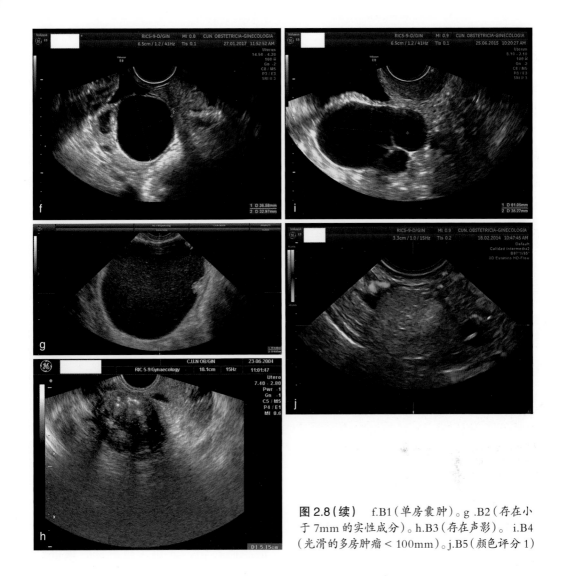

图 2.8（续） f.B1（单房囊肿）。g .B2（存在小于 7mm 的实性成分）。h.B3（存在声影）。i.B4（光滑的多房肿瘤 < 100mm）。j.B5（颜色评分 1）

logistic 回归模型

使用逻辑模型是较为准确的，因为这种方法允许个体化的恶性肿瘤风险评估。许多有关 logistic 模型的文章已经发表[11]。最常用的可能是恶性肿瘤风险指数（RMI）[20]。最近的一项 meta 分析表明，这些模型，尤其是 RMI，并不优于检查者的主观印象或 SRs[8]。

IOTA 小组还提出使用两种不同的 logistic 模型（LR1 和 LR2）[11]。然而，两项 meta 分析表明，这些模型并不比检查者的主观印象和 SRs 好[8,11]。因此，这些逻辑模型的使用尚未获得临床实践的认可。

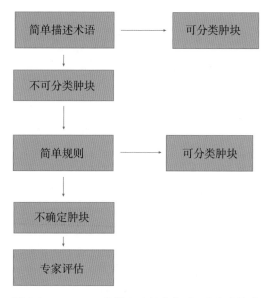

图 2.9 IOTA 三步策略的顺序使用，用于附件肿块的超声评估

表 2.2 IOTA 简单描述术语

良性简单描述术语	推测诊断	正确结果（良、恶性）
绝经前妇女单房肿瘤伴磨玻璃样回声	卵巢子宫内膜异位囊肿	99.5%
绝经前妇女单房肿瘤，伴混合回声和声影	畸胎瘤	100%
单房无回声肿瘤，肿瘤壁规则，最大直径 < 10cm	单纯性囊肿/浆液性囊肿	98.8%
单房肿瘤，壁规则	其他良性肿瘤	98.6%
恶性简单描述术语		
绝经后妇女肿瘤伴有腹水和中度以上彩色多普勒血流信号	癌	95.6%
年龄 >50 岁，CA–125 > 100 U/mL	癌	93.2%

改编自 Ameye L, et al. Ultrasound Obstet Gynecol, 2012,40:582– 591

最近，IOTA 小组提出了一个新的逻辑模型，即 ADNEX 模型[21]。该模型不仅可评估良性或恶性肿瘤的风险，还可评估肿瘤为交界性肿瘤、早期侵袭性癌、晚期侵袭性癌或者卵巢转移癌的风险。因此，这个模型非常有趣。然而，以验证该模型为目的的一些研究结果存在争议[22–23]。

附件肿块的超声检查结果报告

临床实践中常见的一个问题是报告结果。超声医生在将有关诊断结果的信息传递给临床医生的过程中可能会出现问题，这将影响临床医生对患者管理做出最终决定。

为此，Amor 等人提出了妇科影像报告与数据系统（GI-RADS）[24]。该报告系统遵循乳腺成像、报告和数据系统（BI-RADS）的概念，基于对恶性肿瘤的风险评估，并建议对附件肿块进行管理（表 2.3，图 2.10）。

有证据表明，GI-RADS 可能对不参与超声检查但参与患者管理的转诊临床医生有所帮助[25]。

表 2.3　GI-RADS

GI-RADS 分级	诊断	恶性肿瘤的估计概率（%）	描述
1	明确良性	0	卵巢正常，未见附件肿块
2	很可能良性	<1	附件病变起源被认为是功能性的，如滤泡、黄体、出血性囊肿
3	可能良性	1~4	附件肿块被认为是良性的，如子宫内膜瘤、畸胎瘤、单纯性囊肿、输卵管积水、卵巢旁囊肿、腹膜假性囊肿、有蒂肌瘤或提示盆腔炎的表现
4	可能恶性	5~20	任何不包括在 GI-RADS 1~3 中的附件病变，并有一两个提示恶性肿瘤的征象[a]
5	很可能恶性	>20	附件肿块，有三个及以上征象提示恶性肿瘤[a]

资料来源：改编自 Amor F, et al. Ultrasound Obstet Gynecol，2011，38：450-455.

a. 根据 IOTA 标准定义的厚乳头状突起、厚分隔、实性区域或腹水，以及彩色或能量多普勒上显示出实性区域、乳头状突起或实性肿瘤中心区域的血管形成

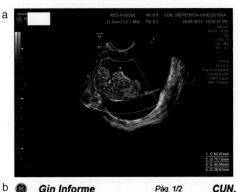

图 2.10　GI-RADS 报告系统示例。a. 可观察到具有丰富血管形成的多房性实性肿块。b. 相应的 GI-RADS 报告描述肿块并提供假定诊断和 GI-RADS 分级

附件肿块鉴别诊断的其他影像学技术

基于超声的成像技术

　　超声造影（CEUS）被认为是一种基于超声检查的附件肿瘤诊断技术。这项技术是静脉注射造影剂后对肿瘤血管生成进行评估。使用这种造影剂，可以评估肿瘤血管内的微血管密度以及血流动力学。最近的一项 meta 分析显示，这种方法在鉴别卵巢良恶性肿瘤方面具有 89% 的综合灵敏度和 92% 的综合特异度[26]。这些图像与灰阶超声和多普勒超声相似。

　　三维超声也被认为是一种基于超声的附件肿块鉴别诊断技术。使用这种技术可以呈现附件囊肿，并使内层的成像更清晰（图 2.11）。然而，有研究表明，对于大多数附件肿块，三维超声与二维超声相比并没有明显的诊断优势[27]。

　　三维超声另一个有趣特征是该技术可以评估肿瘤血管形成。三维能量多普勒超声可以重建肿瘤的血管网络（图 2.12）。然而，目前的证据表明在观察者中，三维血管网络的评估只是适度可重复的，并没有显著提高二维超声的诊断性[28]。

　　三维能量多普勒超声还可以通过估计三维血管指数来客观量化卵巢肿瘤的血管化（图 2.13）。虽然最初的报道令人鼓舞[29]，但最近的研究表明，这种技术并没有提高传统二维灰阶和多普勒超声的诊断性[30]。

其他成像技术

　　目前的证据表明，其他成像技术，如计算机断层扫描（CT）、磁共振成像（MRI）或正电子发射断层扫描（PET）

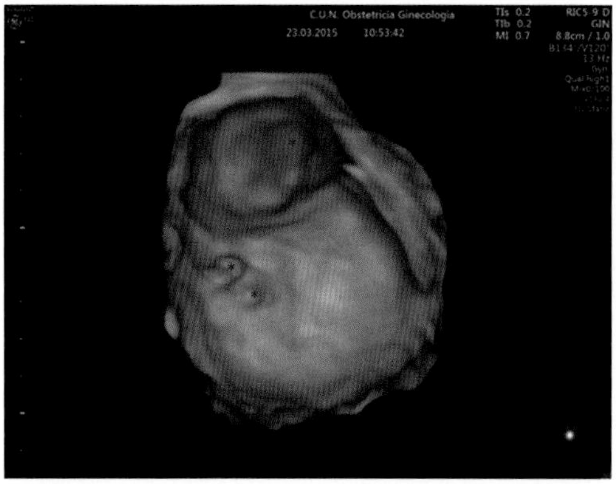

图 2.11　表面渲染模式下的三维超声。可以观察到囊壁的内层描绘了两个带有乳头状突起的小囊腔（★）

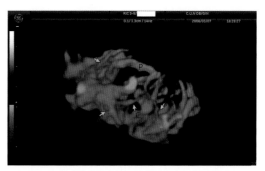

图 2.12　三维超声描绘了卵巢肿瘤血管树的三维重建。可以观察到一些可疑的特征，例如，不规则分支，血管口径变化，分流连接和假性动脉瘤。I（irregular branching）：不规则分支；C（vessel caliber change）：血管口径变化；A（shunt connections）：分流连接；P（pseudoaneurysms）：假性动脉瘤

可用于区分良、恶性附件肿块[4]。然而，就诊断性能而言，它们并不优于超声波，并且所有这些都更昂贵且可用性更低。因此，正如前文所述，超声应该是鉴别附件包块良恶性的首选成像技术。

然而，在约15%的病例中，超声不能可靠地确定附件肿块的性质。这些肿块被视为不确定的肿块。有证据表明，MRI可能对这部分附件肿块非常有帮助，因为它可以正确识别高达92%的超声检查中的不确定肿块[31]。CT扫描和PET扫描并不优于MRI，应考虑用于评估卵巢癌患者的肿瘤扩散（见第4章）。

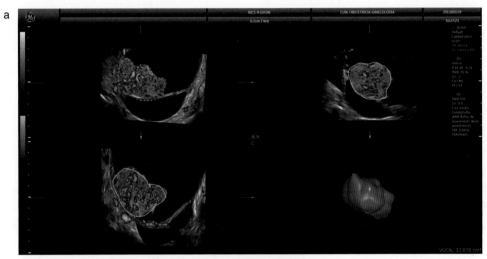

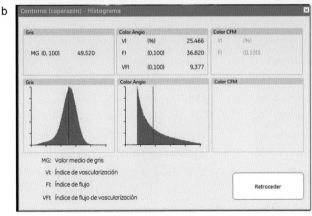

图2.13　多房－实性肿块的三维超声。已经计算了实性部分体积（a），并且可以计算在该实性部分内的3D血管指数（b）

参考文献

[1] Canis M, Rabischong B, Houlle C, et al. Laparoscopic management of adnexal masses: A gold standard? Curr Opin Obstet Gynecol, 2002,14:423–428.

[2] Alcázar JL, Olartecoechea B, Guerriero S, Jurado M. Expectant management of adnexal masses in selected premenopausal women: A prospective observational study. Ultrasound Obstet Gynecol, 2013, 41:582–588.

[3] Vernooij F, Heintz P, Witteveen E, et al. The outcomes of ovarian cancer treatment are better when provided by gynecologic oncologists and in specialized hospitals: A systematic review. Gynecol Oncol,2007,105:801–812.

[4] American College of Obstetricians and Gynecol-ogists' Committee on Practice Bulletins: Gynecology. Practice bulletin no. 174: Evaluation and management of adnexal masses. Obstet Gynecol,2016,128:e210–e226.

[5] Asch E, Levine D, Kim Y, et al. Histologic, surgical, and imaging correlations of adnexal masses. J Ultrasound Med, 2008,27:327–342.

[6] Glanc P, Benacerraf B, Bourne T, et al. First International Consensus Report on Adnexal Masses: Management recommendations. J Ultrasound Med,2017,36:849–863.

[7] Timmerman D, Valentin L, Bourne TH, et al. International Ovarian Tumor Analysis (IOTA) Group. Terms, definitions and measurements to describe the sonographic features of adnexal tumors: A consensus opinion from the International Ovarian Tumor Analysis (IOTA) group. Ultrasound Obstet Gynecol, 2000, 16:500–505.

[8] Meys EM, Kaijser J, Kruitwagen RF, et al. Subjective assessment versus ultrasound models to diagnose ovarian cancer: A systematic review

and meta-analysis. Eur J Cancer,2016,58:17–29.

[9] Guerriero S, Alcázar JL, Pascual MA, et al. Intraobserver and interobserver agreement of grayscale typical ultrasonographic patterns for the diagnosis of ovarian cancer. Ultrasound Med Biol, 2008, 34:1711–1716.

[10] Van Holsbeke C, Daemen A, Yazbek J, et al. Ultrasound experience substantially impacts on diagnostic performance and confidence when adnexal masses are classified using pattern recognition. Gynecol Obstet Invest, 2010, 69:160–168.

[11] Kaijser J, Sayasneh A, Van Hoorde K, et al. Presurgical diagnosis of adnexal tumours using mathematical models and scoring systems: A systematic review and meta-analysis. Hum Reprod Update,2014,20:449–462.

[12] Lee TS, Kim JW, Park NH, et al. Assessing clinical performance of gynecology residents: Sonographic evaluation of adnexal masses based on morphological scoring systems. Ultrasound Obstet Gynecol,2005,26:776–779.

[13] Alcázar JL, Royo P, Jurado M, et al. Triage for surgical management of ovarian tumors in asymptomatic women: Assessment of an ultrasound-based scoring system. Ultrasound Obstet Gynecol,2008,32:220–225.

[14] Myers ER, Bastian LA, Havrilesky LJ, et al. Management of Adnexal Mass. Rockville, MD: Agency for Healthcare Research and Quality, 2006. Evidence Report/Technology Assessment 130.

[15] Timmerman D, Testa AC, Bourne T, et al. Simple ultrasoundbased rules for the diagnosis of ovarian cancer. Ultrasound Obstet Gynecol, 2008, 31:681–690.

[16] Timmerman D, Van Calster B, Testa A et al.

Predicting the risk of malignancy in adnexal masses based on the SimpleRules from the International Ovarian Tumor Analysis group. Am J Obstet Gynecol,2016,214:424–437.

[17] Ameye L, Timmerman D, Valentin L, et al. Clinically oriented three-step strategy for assessment of adnexal pathology. Ultrasound Obstet Gynecol,2012,40:582–591.

[18] Alcázar JL, Pascual MA, Graupera B, et al. External validation of IOTA simple descriptors and simple rules for classifying adnexal masses. Ultrasound Obstet Gynecol,2016,48:397–402.

[19] Sayasneh A, Kaijser J, Preisler J, et al. A multicenter prospective external validation of the diagnostic performance of IOTA simple descriptors and rules to characterize ovarian masses. Gynecol Oncol,2013,130:140–146.

[20] Jacobs I, Oram D, Fairbanks J, et al. A risk of malignancy index incorporating CA 125, ultrasound and menopausal status for the accurate preoperative diagnosis of ovarian cancer. Br J Obstet Gynaecol. 1990,97:922–929.

[21] Van Calster B, Van Hoorde K, Valentin L, et al. Evaluating the risk of ovarian cancer before surgery using the ADNEX model to differentiate between benign, borderline, early and advanced stage invasive, and secondary metastatic tumours: Prospective multicentre diagnostic study. BMJ,2014,349:g5920.

[22] Szubert S, Wojtowicz A, Moszynski R, et al. External validation of the IOTA ADNEX model performed by two independent gynecologic centers. Gynecol Oncol,2016,142:490–495.

[23] Araujo KG, Jales RM, Pereira PN, et al. Performance of the IOTA ADNEX model in preoperative discrimination of adnexal masses in a gynecological oncology center. Ultrasound Obstet Gynecol,2017,49:778–783.

[24] Amor F, Vaccaro H, Alcázar JL, et al. Gynecologic imaging reporting and data system: A new proposal for classifying adnexal masses on the basis of sonographic findings. J Ultrasound Med, 2009, 28:285–291.

[25] Amor F, Alcázar JL, Vaccaro H, et al. GI-RADS reporting system for ultrasound evaluation of adnexal masses in clinical practice: A prospective multicenter study. Ultrasound Obstet Gynecol,2011,38:450–455.

[26] Wu Y, Peng H, Zhao X. Contrast-enhanced ultrasound for differential diagnosis of malignant and benign ovarian tumors: Systematic review and meta-analysis. Ultrasound Obstet Gynecol,2015,46:277–283.

[27] Alcázar JL, Iturra A, Sedda F, et al. Three-dimensional volume off-line analysis as compared to real-time ultrasound for assessing adnexal masses. Eur J Obstet Gynecol Reprod Biol,2012,161:92–95.

[28] Alcázar JL, Cabrera C, Galván R, et al. Threedimensional power Doppler vascular network assessment of adnexal masses: Intraobserver and interobserver agreement analysis. J Ultrasound Med,2008,27:997–1001.

[29] Alcázar JL, Mercé LT, García Manero M. Three-dimensional power Doppler vascular sampling: A new method for predicting ovarian cancer in vascularized complex adnexal masses. J Ultrasound Med,2005,24:689–696.

[30] Utrilla-Layna J, Alcázar JL, Aubá M ,et al. Performance of three-dimensional power Doppler angiography as thirdstep assessment in differential diagnosis of adnexal masses. Ultrasound Obstet Gynecol, 2015, 45:613–617.

[31] Anthoulakis C, Nikoloudis N. Pelvic MRI as the "gold standard" in the subsequent evaluation of ultrasound-indeterminate adnexal lesions: A systematic review. Gynecol Oncol, 2014, 132:661–668.

第3章

卵巢恶性肿瘤的超声图像特征

概　述

卵巢癌在全球女性最常见的癌症中排名第六。经年龄调整的发病率约为每年每 10 万妇女 11.7 例[1]。卵巢癌是最致命的妇科恶性肿瘤，全球 5 年生存率为 30%~45%。被诊断卵巢癌的妇女大多数为晚期，并且没有有效的筛查方法[1]。根据国际妇产科联盟（FIGO）的要求，卵巢癌应根据手术病理进行分期[2]（表 3.1）。

世界卫生组织（WHO）将卵巢恶性肿瘤在组织学上分为上皮性和非上皮性两大类[3]。在上皮性肿瘤中，交界性肿瘤或低度恶性潜能肿瘤组成一个特殊的亚群。这些肿瘤的特征是存在于卵巢上皮细胞的非侵袭性肿瘤细胞。

据推测，输卵管恶性肿瘤是罕见的。然而，组织学、分子和遗传学证据表明，50% 的高级别浆液性卵巢癌可能起源于输卵管的伞端[4]。因此，输卵管癌的发生率可能被大大低估。这些新数据支持这样的观点，即高级别浆液性卵巢癌、输卵管癌和腹膜癌应该被综合考虑。

本章回顾了不同卵巢恶性肿瘤的超声特征，包括卵巢的转移性肿瘤，并在描述高级别浆液性癌时可将输卵管癌、原发性腹膜癌与卵巢癌视为一类。

交界性肿瘤

交界性肿瘤（BOTs）是一种非侵袭性上皮性肿瘤，但表现为卵巢上皮内的肿瘤细胞。它们约占卵巢上皮性肿瘤的 15%[3]。

交界性肿瘤（BOTs）有不同的组织类型。最常见的是浆液性 BOT（占全部 BOTs 的 65%~70%），接下来是黏液性 BOT（15%）、子宫内膜样 BOT（5%）和移行细胞 BOT（5%）[3]。

浆液性 BOTs 好发年龄为 40~50 岁，这个年龄段的患者占 30%~50%[3]。浆液性交界性肿瘤的典型超声表现是单房实性或多房实性卵巢病变（图 3.1，图 3.2），在不规则表面上通常有 3~5 根血管化乳头状凸起[5]。当出现多腔时，腔数一般小于 10。有时浆液性交界性肿瘤表现为表面不规则的实性病变（图 3.3）。罕见的是，这些肿瘤表现为单房或多房的病变，没有实性成分。

表 3.1 采用国际妇产科联盟（FIGO）制定的卵巢恶性肿瘤、输卵管癌及腹膜癌的分期

分期	肿瘤范围
Ⅰ 期	肿瘤局限于卵巢或输卵管
Ⅰ A	肿瘤局限于一侧卵巢（包膜完整）或一侧输卵管；卵巢表面或输卵管表面无肿瘤；腹腔积液或腹腔冲洗液中未找到肿瘤细胞
Ⅰ B	肿瘤局限于双侧卵巢（包膜完整）或双侧输卵管；卵巢表面或输卵管表面无肿瘤；腹腔积液或腹腔冲洗液中未找到肿瘤细胞
Ⅰ C	肿瘤局限于单侧或双侧卵巢，或一侧输卵管，并伴有如下任何一项：
Ⅰ C1	手术致包膜破裂
Ⅰ C2	手术前包膜破裂，或卵巢表面或输卵管表面有肿瘤
Ⅰ C3	腹腔积液或腹腔冲洗液中有恶性肿瘤细胞
Ⅱ 期	肿瘤累及一侧或双侧卵巢或输卵管，伴有盆腔扩散（局限于真骨盆）或原发性腹膜癌
Ⅱ A	扩散和（或）转移至子宫和（或）输卵管
Ⅱ B	扩散至盆腔其他组织
Ⅲ 期	肿瘤侵犯一侧或双侧卵巢或输卵管或原发性腹膜癌，并有细胞学或组织学证实的盆腔外腹膜种植和（或）腹膜后淋巴结转移
Ⅲ A1	仅有腹膜后淋巴结阳性（细胞学或组织学证实的）：
Ⅲ A1（ⅰ）	转移癌灶最大直径可达 10mm
Ⅲ A1（ⅱ）	转移癌灶最大直径大于 10mm
Ⅲ A2	镜下肿瘤局限于骨盆外（假骨盆），伴（或不伴）淋巴结阳性
Ⅲ B	肉眼可见盆腔外转移，最大径线可达 2cm；伴（或不伴）腹膜后淋巴结转移
Ⅲ C	肉眼可见盆腔外转移，最大径线超过 2cm；伴（或不伴）腹膜后淋巴结转移（包括肝和脾表面转移，没有侵及器官实质）
Ⅳ 期	除了腹膜转移的远处转移
Ⅳ A	胸腔细胞学阳性
Ⅳ B	器官实质转移和腹腔外器官转移（包括腹股沟淋巴结及腹腔外淋巴结）

黏液性 BOTs 多发年龄为 50~60 岁，有两个不同的亚组织类型：肠型（90%BOTs，很少双侧）和宫颈型（10%BOTs，双侧多达 40% 的病例）。

肠型黏液性 BOT 通常表现为单侧多房性大囊肿，含有一些固体成分[5]。

囊腔数一般超过 10 个（图 3.4），多为中等回声，小囊腔内回声可能不同（图 3.5）。

宫颈型黏液性 BOT 表现为单房性囊肿，有类似于"葡萄串"成簇的小囊腔（图 3.6），其内很少有固体成分。

子宫内膜样 BOTs 并不常见。最常见的超声表现为单房囊肿，壁不光滑，其内呈毛玻璃样改变（图 3.7）。

原发性上皮性浸润性卵巢癌

上皮性浸润性癌是最常见的卵巢恶性肿瘤，它占所有卵巢恶性肿瘤的

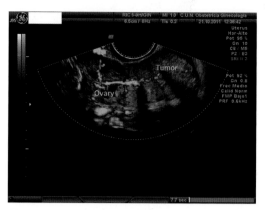

图 3.3 经阴道超声示卵巢表面实性肿瘤。超声下可以看到一个巨大的动脉血流从卵巢间质进入肿瘤实质内，肿瘤切除后的组织学分析显示为浆液性交界性肿瘤。Tumer: 肿瘤；Ovary: 卵巢

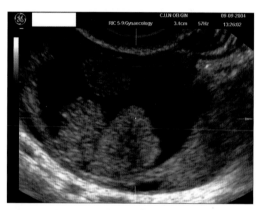

图 3.1 单腔实性卵巢病变。至少可观察到三个乳头状突起，注意这些乳头状突起的表面不规则，组织学分析显示为浆液性交界性肿瘤

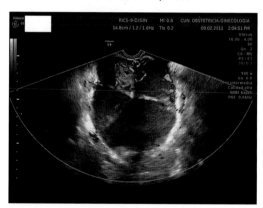

图 3.4 多房实性肿瘤。实性成分内血管丰富，手术切除后证实为肠型黏液性交界性肿瘤

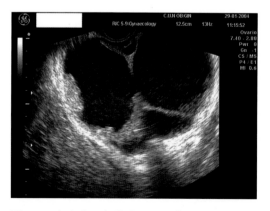

图 3.2 多房实性卵巢病变。超声显示囊肿内壁表面形成实性成分，组织学证实此病变为浆液性交界性肿瘤

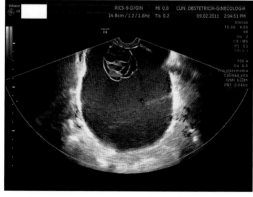

图 3.5 此图为图 3.4 所示病例的另一超声切面。多腔结构与固体成分相邻。请注意：黏液性肿瘤的囊腔的不同回声

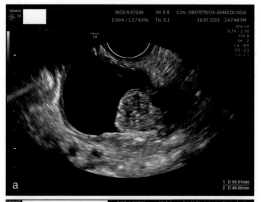

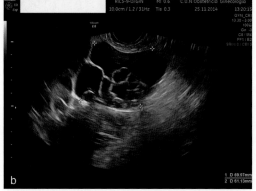

图 3.6 经阴道超声显示为单房囊肿(a)，部分区域看似为实性。然而，这个区域实际上是由许多小囊腔组成的，这是宫颈型黏液性交界性肿瘤的特征，这些肿瘤也可能表现为多房囊肿(b)。S (solid)：实性部分

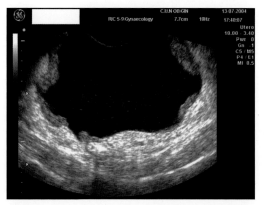

图 3.7 经阴道超声示显为单房囊肿，回声较低，壁不规则，组织学分析证实此病变为子宫内膜样交界性肿瘤

80%[3]，好发年龄为 60~70 岁。目前公认的原发性上皮性卵巢癌（EOC）有两种类型：Ⅰ型和Ⅱ型[4]。

Ⅰ型 EOC 占所有 EOCs 的 30%。这种类型包括低级别浆液性癌、低级别子宫内膜样癌、透明细胞癌、黏液性癌以及恶性移行细胞癌。这些肿瘤发展慢，通常可在早期诊断，并有特异的基因突变，如 k-RAS、PTEN 和 ARID1A[4]。Ⅰ型 EOC 似乎起源于卵巢上皮细胞，似乎从良性上皮病变转变为交界性病变，最后转变为侵袭性癌症[6]。

Ⅱ型 EOC 约占所有 EOCs 的 70%。这种类型包括高级别浆液性癌、高级别子宫内膜样癌、癌肉瘤和未分化癌。这些肿瘤具有侵袭性，大多数病例在诊断时处于晚期。EOCs 与癌基因 p53 和 BRCA 的突变有关。在大多数病例中，Ⅱ型 EOC 似乎起源于输卵管伞端上皮细胞，并且没有 BOT 癌前病变。

从超声声像图上看，Ⅰ型和Ⅱ型 EOCs 具有许多相同的特性。最常见的表现是单侧实性、多房实性或实性病变伴有高度血管化的大块实性成分（图 3.8）。

超声下 EOC 大多能看到腹水和癌扩散灶，尤其是Ⅱ型 EOCs[7]。Ⅱ型 EOCs 多为双侧[7]，且癌灶往往比Ⅰ型 EOCs 小（图 3.9）。

从超声声像图上几乎不可能区分 EOCs 的不同组织类型。

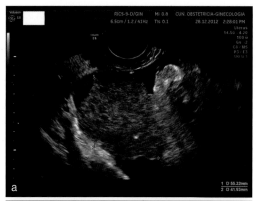

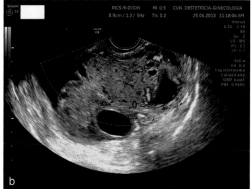

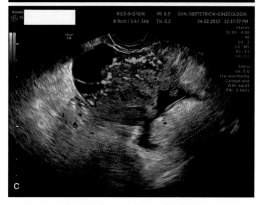

图3.8 原发性侵袭性上皮性卵巢癌的一些例子。a. 不规则纯实体瘤。b. 实性肿瘤，囊性内容物，血流丰富。c. 单侧实体瘤，实体成分大，血流丰富

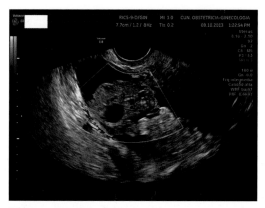

图3.9 经阴道超声显示1例绝经后妇女Ⅱ型上皮性卵巢癌。卵巢大小正常，表面不规则，内部回声不均匀，血流丰富，伴腹水。

原发性非上皮性卵巢恶性肿瘤

原发性非上皮性卵巢恶性肿瘤不常见，包括生殖细胞肿瘤、性索间质肿瘤、间叶细胞来源恶性肿瘤和淋巴样肿瘤。下文中将回顾这些肿瘤最常见的类型。

无性细胞瘤

无性细胞瘤占卵巢恶性肿瘤1%~2%，好发年龄为20~30岁[3]。卵巢无性细胞瘤的典型超声表现为单侧、体积大、中度或高度血管化的实性病变，内部回声不规则，呈多叶状[8]（图3.10），常伴腹水。

支持细胞瘤

支持细胞瘤、间质细胞瘤和支持-间质细胞瘤在所有卵巢肿瘤的占比不到1%。支持细胞瘤和支持-间质细胞瘤发

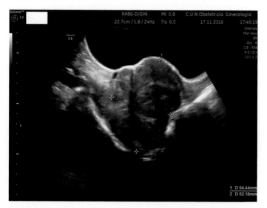

图 3.10 1例15岁女孩经腹超声检查提示多叶实性附件区肿瘤,组织学检查提示为卵巢无性细胞瘤

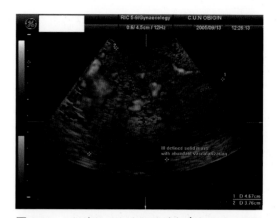

图 3.11 1例绝经后妇女经阴道超声发现的不规则实性肿瘤,血流丰富,组织学提示支持间质细胞瘤。Ⅲ-defined solid mass with abundant vascularization:Ⅲ期确诊的具有丰富血供的实体肿瘤

生在年轻女性(通常小于30岁),而间质细胞瘤发生在绝经后的女性[3]。

支持细胞瘤的典型超声特征为单侧多房实性肿瘤或不规则实性肿瘤[9](图3.11)。肿瘤大小可能不同,中等或丰富血流信号,常伴腹水。

颗粒细胞瘤

颗粒细胞瘤占卵巢恶性肿瘤3%。在组织学上颗粒细胞瘤分为成人型(90%)和幼年型(10%)[3]。成年型在绝经后妇女中更为常见,幼年型主要发生在青少年女性。

颗粒细胞肿瘤的典型超声表现为多房实性肿块,伴有中等或丰富血流信号。大部分病灶大小≥8cm[10](图3.12)。当出现多房性病变时,囊腔数大多>10。

其他非上皮卵巢肿瘤

关于其他类型非上皮性卵巢恶性肿

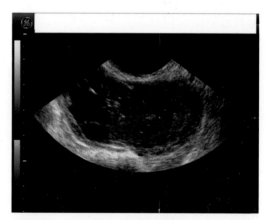

图 3.12 1例52岁妇女经阴道超声检查发现一侧附件肿物,部分实性,部分呈多房囊性,组织学分析提示为颗粒细胞瘤

瘤的超声特征报道较少。

卵黄囊瘤占卵巢恶性肿瘤不到1%,主要发生在青少年女性[3]。在笔者的经验中,卵黄囊肿瘤表现为一个单侧巨大、血流信号丰富的实性肿块,并伴部分微小囊性结构(图3.13)。

未成熟畸胎瘤占卵巢恶性肿瘤不到

25

1%，多见于年轻女性[3]。在笔者的经验中，未成熟畸胎瘤表现为一个巨大的实体不规则的肿瘤，且内部回声不均匀（图3.14）。

卵巢恶性甲状腺肿是一种罕见的卵巢恶性肿瘤，其典型的超声表现为多房实性，伴中等血流信号[11]（图3.15）。

恶性间质肿瘤主要由卵巢原发性肉瘤构成，可能是软组织肉瘤，也可能是源自卵巢畸胎瘤的肉瘤[3]。恶性间质肿瘤包括平滑肌肉瘤、血管肉瘤、骨肉瘤、纤维肉瘤、软骨肉瘤、横纹肌肉瘤和恶性纤维组织细胞瘤[3]。

这些肿瘤的超声表现为内部回声不均一的巨大实性肿块（图3.16）。

卵巢转移性肿瘤

卵巢转移性肿瘤占卵巢恶性肿瘤5%~8%[3,12]。卵巢转移性肿瘤大多起源于胃肠道（结肠直肠和胃）、子宫或乳腺[3]。

结肠直肠癌的卵巢转移癌表现为巨大的多房实性肿块，形态不规则，血流信号中等或丰富[12-13]（图3.17a）。

胃癌的卵巢转移癌表现为较大的实性肿块，少数为多房实性肿块，形态规则，

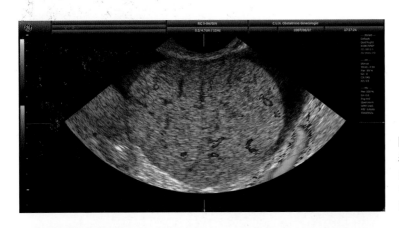

图3.13　1例23岁女性经阴道超声检查发现一个明确的实体肿瘤，其内为非均匀回声，中度血流信号，组织学证实为卵黄囊瘤

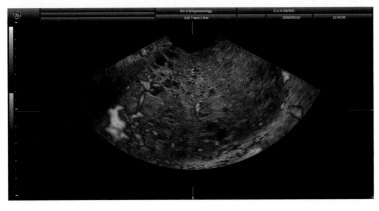

图3.14　1例26岁女性未成熟畸胎瘤经阴道超声检查提示一个实性肿瘤，其内可见数个小囊腔，且血流信号丰富

血流信号中等或丰富[12-13]（图 3.17 b）。

乳腺癌的卵巢转移癌通常表现为双

侧体积较小的实性病灶，形态规则，血流信号丰富[12-13]（图 3.17c）。

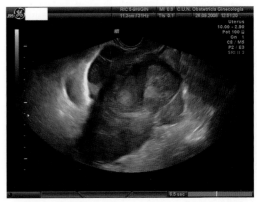

图 3.15　经腹部超声发现一个巨大的多房实性附件肿块，组织学提示为卵巢恶性甲状腺肿

图 3.16　经阴道超声示一个巨大、不规则、实性附件肿块，内部回声不均匀。肿瘤切除后的组织学提示为原发性卵巢血管肉瘤

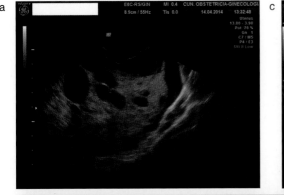

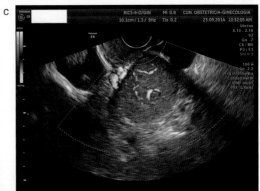

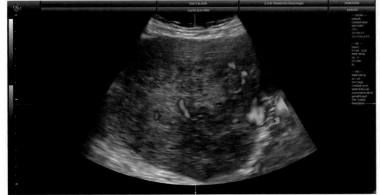

图 3.17　卵巢转移癌的超声图像。a. 结直肠癌卵巢转移癌表现为实性肿块，伴部分囊性结构。b. 胃癌卵巢转移癌表现为巨大实性肿块伴丰富血流。c. 乳腺癌卵巢转移癌表现为小的实性肿块伴丰富血流

参考文献

[1] Webb PM, Jordan SJ. Epidemiology of epithelial ovarian cancer.Best Pract Res Clin Obstet Gynaecol, 2017, 41:3–14.

[2] Berek JS, Crum C, Friedlander M. Cancer of the ovary, fallopian tube, and peritoneum. Int J Gynaecol Obstet, 2015, 131(Suppl 2):S111–S122.

[3] Tavassoli FA, Devilee P. WHO Classification of Tumors. Tumors of the Breast and Female Genital Organs.IARC Press, Lyon, France, 2003.

[4] Kurman RJ, Shih IeM. Molecular pathogenesis and extraovarian origin of epithelial ovarian cancer: Shifting the paradigm.Hum Pathol, 2011, 42:918–931.

[5] Fruscella E, Testa AC, Ferrandina G, et al. Ultrasound features of different histopathological subtypes of borderline ovarian tumors. Ultrasound Obstet Gynecol, 2005, 26:644–650.

[6] Jordan S, Green A, Webb P. Benign epithelial ovarian tumours—Cancer precursors or markers for ovarian cancer risk Cancer Causes Control, 2006, 17:623–632.

[7] Alcázar JL, Utrilla-Layna J, Mínguez Já, et al. Clinical and ultrasound features of type I and type II epithelial ovarian cancer. Int J Gynecol Cancer, 2013, 23:680–684.

[8] Guerriero S, Testa AC, Timmerman D, et al. Imaging of gynecological disease (6): Clinical and ultrasound characteristics of ovarian dysgerminoma. Ultrasound Obstet Gynecol.2011, 37:596–602.

[9] Demidov VN, Lipatenkova J, Vikhareva O, et al. Imaging of gynecological disease(2): Clinical and ultrasound characteristics of Sertoli cell tumors, Sertoli-Leydig cell tumors and Leydig cell tumors.Ultrasound Obstet Gynecol, 2008, 31:85–91.

[10] Van Holsbeke C, Domali E, Holland TK, et al. Imaging of gynecological disease (3): Clinical and ultrasound characteristics of granulosa cell tumors of the ovary. Ultrasound Obstet Gynecol, 2008, 31:450–456.

[11] Savelli L, Testa AC, Timmerman D, et al. Imaging of gynecological disease (4): Clinical and ultrasound characteristics of struma ovarii. Ultrasound Obstet Gynecol, 2008, 32:210–219.

[12] Guerriero S, Alcázar JL, Pascual MA, et al. Preoperative diagnosis of metastatic ovarian cancer is related to origin of primary tumor. Ultrasound Obstet Gynecol, 2012, 39:581–586.

[13] Testa AC, Ferrandina G, Timmerman D, et al. Imaging in gynecological disease (1): Ultrasound features of metastases in the ovaries differ depending on the origin of the primary tumor. Ultrasound Obstet Gynecol, 2007, 29:505–511.

第4章

卵巢癌腹腔转移的超声评估

概　述

如第 3 章所述，卵巢癌应在术前进行分期[1]。65%~75% 的卵巢癌女性在确诊时已处于疾病晚期（Ⅲ期或者Ⅳ期）[2]。

目前对晚期卵巢癌的治疗包括剖腹探查肿瘤减灭术，并进行紫杉烷/铂类化疗[3]。

理想肿瘤减灭术（残余肿瘤结节直径小于 0.5cm）或者完全肿瘤减灭术（没有肉眼可见的残余病灶）与对化疗的良好反应及生存期的延长是相关的[4]。相反，不理想的肿瘤减灭术对生存期无益，并且与发病率和死亡率相关[5]。

据报道，在拥有充足医疗资源和经验的研究中心，理想肿瘤减灭术实施的概率是 60%~90%[6]。即使在适当的手术条件下，理想肿瘤减灭术也不可能在所有女性患者中实现。

患有晚期疾病的女性可能受益于新辅助化疗（NACT）后的体内肿瘤减灭术；初次肿瘤减灭术建议在新辅助化疗之后进行。因此，选择能从初次肿瘤减灭术或者新辅助化疗中获益的女性是一个临床问题。

从肿瘤外科的观点看，接受非完全肿瘤减灭术的标准如下：存在广泛的实质性肝病，肠系膜根部受累，广泛累及肠浆膜层导致大范围肠切除，淋巴结累及肾血管，大范围膈肌受累并转移至胸腔[8]。腹腔外病灶被认为是非手术标准。

卵巢癌手术被看作是一个涉及多脏器和腹膜的手术，为了实施理想肿瘤减灭术，需要为患有这种疾病的女性制定个体化治疗方案。

考虑到所有这些问题，建议通过影像学技术对肿瘤的转移进行术前评估。

计算机断层扫描

CT 是评估晚期卵巢癌转移的首选成像技术。研究表明，这种技术在不同解剖区域检测疾病的灵敏度和特异度存在显著差异[9-12]（表 4.1）。

基于 CT 结果建立了多种预测晚期卵巢癌理想肿瘤减灭术的模型[9-10,13-14]。然而，最近的一项 meta 分析表明，这些模型在有效性研究中诊断性能较差，灵敏度为 15%~79%，特异度为32%~64%[15]。

表 4.1　CT 对卵巢癌转移的诊断性能

解剖区域	灵敏度（%）	特异度（%）
腹水	38~44	90~100
大网膜	72~79	65~71
直肠乙状结肠	20~54	100
结肠	20~29	91~95
脾	100	96
肝表面	14~100	90~93
肝	61~100	64~100
肠系膜根部	19~75	44~100
肝门	14~20	100
肾上腺淋巴结	10~24	46~100
粟粒状癌性病变	14~71	100
膈	43~61	75~100

表 4.2　MRI 对卵巢癌转移的诊断性能

解剖区域	灵敏度（%）	特异度（%）
腹水	50	92
大网膜	85~88	85~92
直肠乙状结肠	28	98
脾	19~100	100
肝	44~80	82~83
肠系膜根部	22~100	85~95
肝门	25~80	83~95
肾上腺淋巴结	47~100	86~94
粟粒状癌性病变	88~92	88~92
膈	53~80	93~97

磁共振成像

　　MRI 也被提出作为术前评估晚期卵巢癌的成像技术。据报告显示，MRI 的诊断性能在不同研究中也存在显著差异（表 4.2）[16-17]。比较 CT 和 MRI 预测理想肿瘤减灭术的研究报告，其结果也具有争议性 [18-19]。

正电子发射计算机断层扫描

　　研究者对正电子发射计算机断层扫描（PET）或 PET-CT 扫描与 CT 扫描在卵巢癌的术前分期上进行比较 [20-21]。PET-CT 扫描对检测受累淋巴结的效果优于 CT 扫描，但对评估腹腔内病灶没有差异。

PET-CT 扫描的潜在优势是发现其他伴发的原发性癌及评估腹腔外病灶。关于 PET-CT 扫描用于预测不理想肿瘤减灭术效果的研究很少，结果也不佳 [22]。

超　声

　　传统上超声.被认为是评估卵巢癌转移的不良技术 [23]。然而，在 2000 年代中期，一些研究表明，这种技术能可靠地评估网膜受累情况 [24] 以及癌性病变的存在 [25]。

　　Fischerova 很好地描述了这项评估卵巢癌肿瘤扩散的技术 [26]，即必须同时进行经阴道及经腹超声检查。经阴道超声是检查盆腔的最佳方法。使用这种方法可以评估盆腔腹膜是否存在疾病，如盆腔侧壁（图 4.1）、道格拉斯腔（图 4.2）、膀胱子宫凹陷（图 4.3）和子宫浆膜层受累（图 4.4），这些转移灶常表现为低回声病灶。

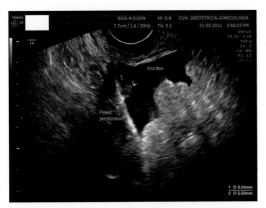

图 4.1　1 名 63 岁女性表现为腹胀，经阴道超声检查发现癌性病变，盆腔右侧壁发现腹膜转移。Ascites：腹水；Pelvic peritoneum：盆腔腹膜；Bowel：肠管

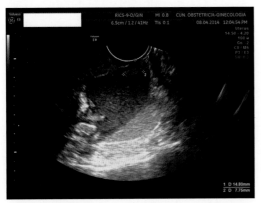

图 4.2　图 4.2 与图 4.1 为相似病例，道格拉斯腔可见转移性结节

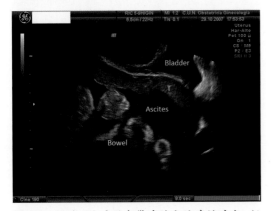

图 4.3　继发于上皮性卵巢癌的盆腔癌性病变，经阴道超声在膀胱顶部的腹膜上可见肿瘤区域（T）。Bladder：膀胱；Ascites：腹水；Bowel：肠管

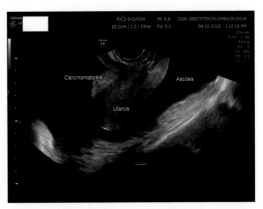

图 4.4　经阴道超声显示子宫周围有大量腹水和子宫浆膜层癌性病变。Ascites：腹水；Uterus：子宫；Carcinomatosis：癌变

　　经阴道超声同样可评估直肠乙状结肠（图 4.5）及盆腔淋巴结的受累情况（图 4.6）。当淋巴结受累时，体积会增大（大于 1cm 的淋巴结被认为是可疑的）。浸润淋巴结呈圆形，淋巴门结构消失，回声不均匀[26]。肿大的淋巴结可能出现包膜外生长，边缘不规则。

　　经腹超声可检查中腹部及上腹部。必须系统地进行腹腔超声检查，完成矢状面和横切面上整个解剖结构的评估。首先要注意上腹部的内脏器官（如肾、肾上腺、脾、肝、胰腺等）；必须评估它们的大小和结构，并描述可能的实质脏器内的局灶性或弥漫性病变，包膜浸润或内脏淋巴结病变[26]。然后，应评估侧壁、内脏、肠系膜和网膜，因为肿瘤有可能转移至侧壁（结肠旁沟、膈、前腹壁）、网膜、内脏（肠道癌性病变、器官表面）或肠系膜（小肠或结肠系膜）。

最后评估腹膜后淋巴结。

评估上腹部癌性病变不像经阴道或经直肠检查那样容易发现粟粒性播散病灶。有腹水时可以改善图像质量，但当存在肠袢、肿瘤进展、网膜浸润的边界与肠道无法区分和（或）侧壁癌性病变时，评估累及腹膜或肠表面的癌性病变是非常困难的[26]。

超声是能够提供重要信息的动态检

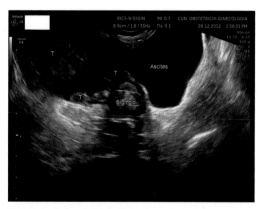

图 4.5 经阴道超声显示乙状结肠浆膜上的肿瘤转移灶。Ascites：腹水；T（tumor）：肿瘤；Sigmoid：乙状结肠

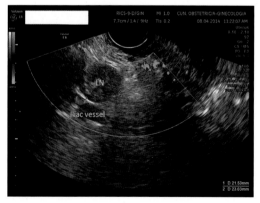

图 4.6 经阴道超声显示可疑的（>1cm）盆腔淋巴结。LN（lymph nodes）：淋巴结；Iliac vessel：髂血管

查技术。例如，它可以观察肠道运动，这可以区分转移性结节与实际肠道。盆腔肠袢的蠕动受癌性病变的影响可保持正常或变得缓慢。癌性病变导致蠕动缓慢时，可见肠内容物蠕动、肠腔扩张（超过 30mm）及肠壁增厚[26]。另外，评估器官的移动性可检测或排除器官与腹膜的粘连。

检查应该是系统的并由有经验的医生完成。有经验的医生系统性地进行经阴道（或经直肠）和经腹扫查来确定疾病临床阶段大约需要 15min[26]。

使用系统的检查方法，可以确定腹水的存在（图 4.7），大网膜受累（图 4.8）情况，以及肿瘤累及肠道（图 4.9）、胃（图 4.10）、腹膜后淋巴结（图 4.11）、肝门（4.12）、膈及肝表面（图 4.13）、肝实质（图 4.14）的程度。这种评估有一些局限性，如没有腹水或存在肠道气体。患者肥胖可能是另一种限制。

一些研究表明，超声检查对检测直肠乙状结肠受累[25,27-28]及盆腔癌性病变有很好的灵敏度[25,28-29]。超声对淋巴结、肠系膜根部、粟粒样癌性病灶及肝、脾表面受累的诊断效果有限[28-29]（表 4.3），但这足以支持该领域的研究。

只有一项研究评估了超声在预测晚期卵巢癌理想肿瘤减灭术中的作用[29]。该研究表明，使用超声评分对预测理想肿瘤减灭术的灵敏度为 72%，特异度为 68%。

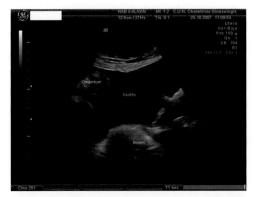

图 4.7　矢状面经腹超声显示大量腹水。肿瘤累及大网膜。在实时超声检查中，由于肠袢运动而大网膜不运动，容易区分。Ascites: 腹水; Omentum: 大网膜; Bowel: 肠道

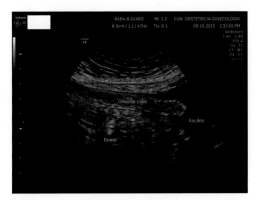

图 4.8　继发于上皮性卵巢癌的腹腔癌性病变，经腹超声显示网膜病灶。Ascites: 腹水; Omental cake: 饼状增厚网膜; Bowel: 肠道; Abdominal wall: 腹壁

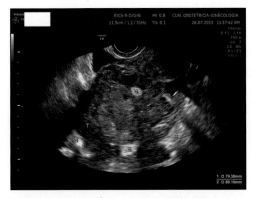

图 4.9　经阴道超声显示肠袢大量受累（B），局限于大的肿瘤转移灶（T）内

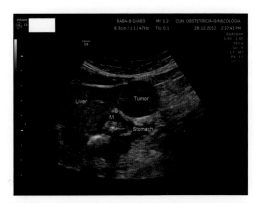

图 4.10　经腹超声显示胃表面肿瘤转移灶。可以评估胃壁。S: 浆膜; M: 肌层; L: 管腔; Stomach: 胃; Tumor: 肿瘤; Liver: 肝

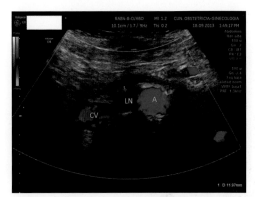

图 4.11　经腹超声显示主动脉旁有可疑淋巴结（LN）。淋巴结位于主动脉（A）和下腔静脉（ICV）之间

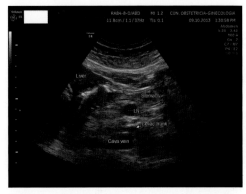

图 4.12　经腹超声检查显示胃后面和靠近腹腔干的可疑淋巴结。有时它们很难与网膜囊中的转移灶区分。Liver: 肝脏; Stomach: 胃; LN（lymph node）: 淋巴结; Celiac trunk: 腹腔干; Cava vein: 腔静脉

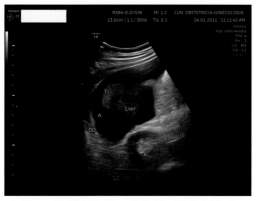

图 4.13 经腹超声显示肝脏表面的肿瘤转移灶。腹水（A）的存在还可评估右侧膈的腹膜表面（DD）。此例腹膜增厚，提示此处存在癌性病变。Liver：肝；K：肾脏

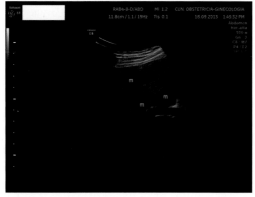

图 4.14 经腹超声显示原发性上皮性卵巢癌三处肝转移灶（m）

表 4.3 超声检测卵巢癌转移的诊断性能

解剖区域	灵敏度（%）	特异度（%）
腹水	98	97
大网膜	67~94	90~94
直肠乙状结肠	83	97
脾	75	98
肝表面	21	99
肝	93	98
肠系膜根部	23	98
肝门	14~20	100
淋巴结	34	99
膈	31	98
腹膜癌性病变	32~88	92~93

参考文献

[1] Berek JS, Crum C, Friedlander M. Cancer of the ovary, fallopian tube, and peritoneum. Int J Gynaecol Obstet, 2015, 131(Suppl 2):S111–S122.

[2] Webb PM, Jordan SJ. Epidemiology of epithelial ovarian cancer. Best Pract Res Clin Obstet Gynaecol, 2017, 41:3–14.

[3] Bookman MA. Optimal primary therapy of ovarian cancer. Ann Oncol, 2016, 27(Suppl 1):i58–i62.

[4] Bristow RE, Tomacruz RS, Armstrong DK, et al. Survival effect of maximal cytoreductive surgery for advanced ovarian carcinoma during the platinum era: A meta-analysis. J Clin Oncol, 2002, 20:1248–1259.

[5] Salani R, Bristow RE. Surgical management of

epithelial ovarian cancer. Clin Obstet Gynecol, 2012, 55:75–95.

[6] Vernooij F, Heintz P, Witteveen E, et al. The outcomes of ovarian cancer treatment are better when provided by gynecologic oncologists and in specialized hospitals: A systematic review. Gynecol Oncol, 2007, 105:801–812.

[7] Vergote I, Tropé CG, Amant F, et al. European Organization for Research and Treatment of Cancer-Gynaecological Cancer Group; NCIC Clinical Trials Group. Neoadjuvant chemotherapy or primary surgery in stage Ⅲ C or Ⅳ ovarian cancer. N Engl J Med, 2010, 363: 943–953.

[8] Salani R, Axtell A, Gerardi M, et al. Limited utility of conventional criteria for predicting unresectable disease in patients with advanced stage epithelial ovarian cancer. Gynecol Oncol, 2008, 108:271–275.

[9] Nelson BE, Rosenfield AT, Schwartz PE. Preoperative abdominopelvic computed tomographic prediction of optimal cytoreduction in epithelial ovarian carcinoma. J Clin Oncol. 1993, 11:166–172.

[10] Bristow RE, Duska LR, Lambrou NC, et al. A model for predicting surgical outcome in patients with advanced ovarian carcinoma using computed tomography. Cancer, 2000, 89:1532–1540.

[11] Glaser G, Torres M, Kim B , et al. The use of CT findings to predict extent of tumor at primary surgery for ovarian cancer. Gynecol Oncol, 2013, 130:280–283.

[12] Hynninen J, Kemppainen J, Lavonius M, et al. A prospective comparison of integrated FDG-PET/contrast-enhanced CT and contrast-enhanced CT for pretreatment imaging of advanced epithelial ovarian cancer. Gynecol Oncol, 2013, 131:389–394.

[13] Dowdy SC, Mullany SA, Brandt KR, et al. The utility of computed tomography scans in predicting suboptimal cytoreductive surgery in women with advanced ovarian carcinoma. Cancer, 2004, 101:346–352.

[14] Qayyum A, Coakley FV, Westphalen AC, et al. Role of CT and MR imaging in predicting optimal cytoreduction of newly diagnosed primary epithelial ovarian cancer. Gynecol Oncol, 2005, 96:301–306.

[15] Rutten MJ, van de Vrie R, Bruining A, et al. Predicting surgical outcome in patients with International Federation of Gynecology and Obstetrics stage Ⅲ or Ⅳ ovarian cancer using computed tomography: A systematic review of prediction models. Int J Gynecol Cancer, 2015, 25:407–415.

[16] Espada M, Garcia-Flores JR, Jimenez M, et al. Diffusionweighted magnetic resonance imaging evaluation of intraabdominal sites of implants to predict likelihood of suboptimal cytoreductive surgery in patients with ovarian carcinoma. Eur Radiol, 2013, 23:2636–2642.

[17] Kasper SM, Dueholm M, Marinovskij E, et al. Imaging diagnostics in ovarian cancer: Magnetic resonance imaging and a scoring system guiding choice of primary treatment. Eur J Obstet Gynecol Reprod Biol, 2017, 210:83–89.

[18] Qayyum A, Coakley FV, Westphalen AC, et al. Role of CT and MR imaging in predicting optimal cytoreduction of newly diagnosed primary epithelial ovarian cancer. Gynecol Oncol, 2005, 96:301–306.

[19] Low RN, Barone RM, Lucero J. Comparison of MRI and CT for predicting the Peritoneal Cancer Index (PCI) preoperatively in patients being considered for cytoreductive surgical procedures. Ann Surg Oncol, 2015, 22:1708–1715.

[20] Drieskens O, Stroobants S, Gysen M, et al. Positron emission tomography with FDG in the detection of peritoneal and retroperitoneal metastases of ovarian cancer. Gynecol Obstet Invest, 2003, 55:130–134.

[21] Kitajima K, Murakami K, Yamasaki E, et al. Diagnostic accuracy of integrated FDG-PET/contrast-enhanced CT in staging ovarian cancer: Comparison with enhanced CT. Eur J Nucl Med Mol Imaging, 2008, 35:1439–1448.

[22] Risum S, Høgdall C, Loft A, et al. Prediction of suboptimal primary cytoreduction in primary ovarian cancer with combined positron emission tomography/computed tomography: A prospective study. Gynecol Oncol, 2008, 108:265–270.

[23] Tempany CM, Zou KH, Silverman SG, et al. Staging of advanced ovarian cancer: Comparison of imaging modalities: Report from the Radiological Diagnostic Oncology Group. Radiology, 2000, 215:761–767.

[24] Testa AC, Ludovisi M, Savelli L, et al. Ultrasound and color power Doppler in the detection of metastatic omentum: A prospective study. Ultrasound Obstet Gynecol, 2006, 27:65–70.

[25] Savelli L, De Iaco P, Ceccaroni M, et al. Transvaginal sonographic features of peritoneal carcinomatosis. Ultrasound Obstet Gynecol, 2005, 26:552–557.

[26] Fischerova D. Ultrasound scanning of the pelvis and abdomen for staging of gynecological tumors: A review. Ultrasound Obstet Gynecol, 2011, 38:246–266.

[27] Zikan M, Fischerova D, Semeradova I, et al. A prospective evaluation of ultrasound accuracy in the prediction of rectosigmoid infiltration in patients with epithelial ovarian cancer. Ultrasound Obstet Gynecol, 2016. doi:10.1002/uog.17363.

[28] Fischerova D, Zikan M, Semeradova I, et al. Ultrasound in preoperative assessment of pelvic and abdominal spread in patients with ovarian cancer: A prospective study. Ultrasound Obstet Gynecol, 2017, 49:263–274.

[29] Testa AC, Ludovisi M, Mascilini F, et al. Ultrasound evaluation of intra-abdominal sites of disease to predict likelihood of suboptimal cytoreduction in advanced ovarian cancer: A prospective study. Ultrasound Obstet Gynecol, 2012, 39:99–105.

第5章 子宫内膜癌的超声图像特征

概　述

子宫内膜癌是发达国家最常见的妇科恶性肿瘤，年龄调整后发病率为 24.7/10 万[1]。90% 以上的子宫内膜癌发生在平均年龄为 63 岁的绝经后妇女中[1]。

根据临床病理和分子学特征，从组织学角度子宫内膜癌可分为两种类型：Ⅰ型和Ⅱ型。Ⅰ型子宫内膜癌包括子宫内膜样癌（腺癌、腺棘皮癌和浆液性鳞状细胞癌）以及伴随与 *PTEN*、*KRAS*、*CTBNNB*1 和 *PIK3CA* 等基因相关改变的病理类型，这种类型占所有子宫内膜癌的 80%~90%。Ⅱ型子宫内膜癌包括透明细胞乳头状浆液癌、未分化癌，以及癌肉瘤或恶性苗勒氏混合型肿瘤（malignant mixed Müllerian tumor， MMMT）。Ⅱ型子宫内膜癌更多地与 *p*53 基因突变有关，在所有子宫内膜癌中占 10%~20%[1]。

肿瘤分级是另一个重要的组织学特征。肿瘤分级一般依据肿瘤内观察到的非鳞状实性生长模式的比例来确定。子宫内膜癌通常可分为三级：分别可以分为高分化（G1，肿瘤实性生长方式 ≤ 5%），中等分化（G2，肿瘤实性生长方式 6%~50%），低分化（G3，肿瘤实性生长方式 >50%）[1]。所有Ⅱ型癌症都被认为是 G3 级。

子宫内膜癌超声诊断

子宫内膜癌的确诊必须依靠子宫内膜活检和组织学检查。无症状妇女患子宫内膜癌的风险小于 1%[2-3]，目前尚无有效的筛查方法[1]。

绝经后妇女出现阴道流血是怀疑子宫内膜癌的主要临床表现。然而，只有 10% 的绝经后阴道流血的妇女患有子宫内膜癌[1]。因此，对所有这些妇女进行系统性子宫内膜取样将导致大量不必要的活检。

对于有症状的绝经后妇女，经阴道超声进行盆腔检查已被证实是最经济有效的方法[4-5]。

子宫内膜癌的主要超声图像特征表现为绝经后阴道出血妇女的子宫内膜增厚（图 5.1）。子宫内膜厚度 ≥ 4~5mm 提示应进行子宫内膜活检[6,7]。子宫内膜厚度 <4~5mm 时发生子宫内膜癌的风险较低，为 0.5%~4%[6-9]（图 5.2）。

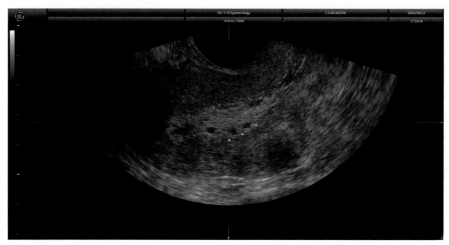

图 5.1   经阴道超声显示一位 59 岁绝经后阴道流血妇女的子宫内膜增厚。我们可以观察到内膜一些囊性区域，内膜也向后部肌层突出（＊），表明已经发生了浸润。子宫内膜活检证实为 G2 型子宫内膜癌

一些研究表明，尽管出现绝经后阴道出血，但只要子宫内膜并未增厚，发生子宫内膜癌的风险依然很低[10]。然而，另外一些研究对这个观点提出了质疑[11]。他们认为必须考虑到子宫内膜癌可发生在绝经后阴道出血但内膜薄的妇女，尤其是 II 型子宫内膜癌[12] 是已萎缩的子宫内膜发生病变。但是如果子宫内膜不能被准确评估，应该进行宫腔镜检查（图5.3）[13]。

经阴道超声测量子宫内膜厚度对诊断子宫内膜癌的灵敏度很高（>95%~98%），但不具有特异度[6]，因为许多良性病变也可能会使绝经后妇女子宫内膜增厚，如子宫内膜息肉（图 5.4）、子宫内膜增生（图 5.5）、子宫内膜炎或囊性萎缩（图5.6，图 5.7）。

是否应该对子宫内膜增厚的无症状妇女进行子宫内膜活检是一个有趣的问题。如何定义子宫内膜"增厚"？Smith-Bindman 和他的同事进行了一项回顾性分析，认为子宫内膜厚度 ≥ 11mm 的无症状妇女患子宫内膜癌的风险与子宫内膜厚度 ≥ 5mm 且有阴道流血的妇女

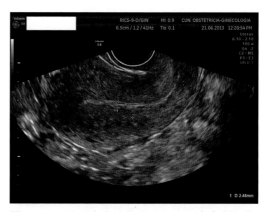

图 5.2   一例子宫内膜浆液性乳头状腺癌（II型）的经阴道超声图像。子宫内膜呈线状菲薄（厚约3.5mm）

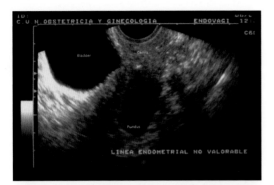

图5.3　一例74岁阴道出血妇女的经阴道超声图像。由于受子宫位置的影响,子宫内膜不能被评估。用阴道探头或者在下腹部用手给予一个轻柔的压力,可能解决这个问题。嘱患者排空膀胱也可能是有用的。Bladder:膀胱;Cervix:宫颈;Fundus:宫底

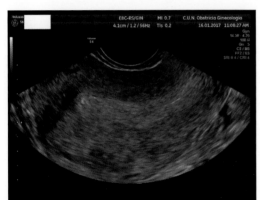

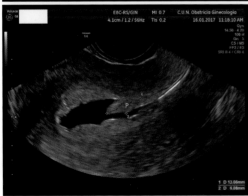

图5.4　经阴道超声显示绝经后妇女子宫内膜增厚(a),但并不具备特异度。灌注生理盐水(b)可发现引起内膜增厚的原因:子宫内膜息肉(P)

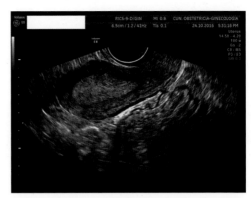

图5.5　一例绝经后阴道流血妇女的经阴道超声图像。可以观察到子宫内膜明显增厚。而这例病例子宫内膜活检显示只是单纯子宫内膜增生

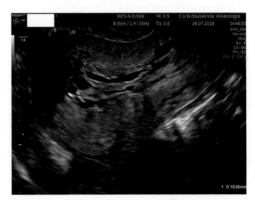

图5.6　一例55岁绝经后妇女服用他莫西芬后,子宫内膜增厚伴有囊性暗区。这是一种继发于服用他莫西芬药物后典型的子宫内膜囊性变表现

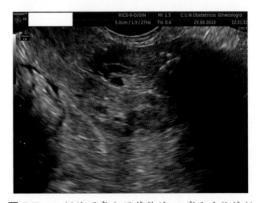

图5.7　一例使用高血压药物的62岁无症状绝经后妇女的经阴道超声图像。可以观察到子宫内膜增厚伴有囊性暗区。子宫内膜活检证实是子宫内膜囊性萎缩

相似，他们建议子宫内膜厚度超过11mm的无症状妇女也同样应该进行子宫内膜活检。然而这一诊断标准并没有在大样本前瞻性研究中得到验证。Alcázar及其同事进行的meta分析表明：子宫内膜厚度≥11mm的无症状妇女患子宫内膜癌或子宫内膜非典型性增生的风险是子宫内膜厚度＜11mm妇女的3倍，并且前者患非典型子宫内膜癌或子宫内膜增生的绝对风险为5%，而后者仅有1.5%[15]。

在决定是否对无症状妇女进行子宫内膜取样前应当认识到，如果对无症状或第一次阴道出血后不久的妇女活检发现子宫内膜癌，就总体生存率而言没有明显受益[16]。

子宫内膜癌其他的声像图特征包括：子宫内膜与肌层界限不清（表明有肌层侵犯）（图5.8），子宫内膜不均质（图5.9）。

多普勒超声被提倡用于诊断子宫内膜癌。关于脉冲多普勒的使用，20世纪90年代早期的发现令人鼓舞，研究发现子宫内膜恶性病变与良性病变对比，倾向比较低的流速[17-18]。但是，随后的研究并没有证实这一发现[19-20]。此外，依靠血流速度鉴别恶性和良性子宫内膜病变会有明显的重叠，这项技术的重复性值得怀疑[21]。因此，目前临床上并不推荐使用脉冲多普勒诊断子宫内膜癌。

Alcázar和他的同事建议，对于绝经后阴道出血且子宫内膜增厚（>5mm）的

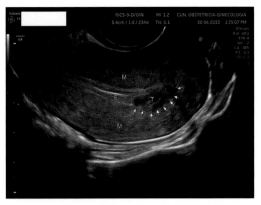

图5.8 1例围绝经期妇女子宫内膜癌（T）患者，观察子宫内膜（E）和肌层（M）关系。肿瘤位于基底部，并浸润到肌层（箭头）

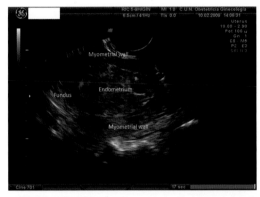

图5.9 经阴道超声显示1例60岁绝经后阴道出血妇女的子宫内膜异常性增厚。这些发现高度怀疑子宫内膜癌。Endometrium：子宫内膜；Myometrial wall：子宫肌层；Fundus：宫底

妇女，可使用彩色/能量多普勒超声图像鉴别子宫内膜良性及恶性病变[22]。他们发现如果子宫内膜内存在大量丰富的血管则高度预测子宫内膜癌（图5.10），尽管一些子宫内膜癌在彩色多普勒图像中并未表现出丰富的血供（图5.11）。另外一些研究同样观察到这一结果[23]。并且Alcázar等人认为这种方法具有良好

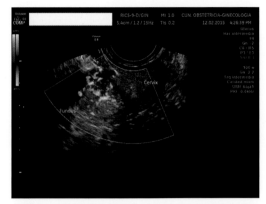

图 5.10　经阴道超声显示一例子宫内膜癌的丰富的血供。Fundus: 宫底; Cervix: 宫颈

的可重复性。

一项研究表明，联合应用二维灰阶和彩色多普勒超声对于超声诊断子宫内膜癌具有较高的诊断效能，灵敏度为 91%，特异度为 94%[25]。

宫腔内积液是一些子宫内膜癌患者常有的表现。然而，这一表现并不会增加子宫内膜癌的风险。如果存在宫腔内积液，应注意观察子宫内膜，若子宫内膜出现弥漫性不规则增厚或不规则息肉样肿块则要怀疑为子宫内膜癌（图5.12）。

一些学者建议应用生理盐水灌注宫腔声学造影技术来提高超声诊断子宫内膜癌的特异度[26]。可疑恶性病灶与宫腔内积液时观察到的情况相似：内膜不规则增厚和息肉样肿块（图5.13）。另一个怀疑子宫内膜癌的表现是当注入生理盐水时宫腔很难被分离。应当注意到一个问题，子宫内膜癌的妇女行声学造影检查时存在恶性细胞扩散到盆腔的风险，尽管风险较低[28]。然而这种扩散的临床意义可能是无关紧要的。

三维超声同样被认为是一种诊断子宫内膜癌的超声技术。三维超声不仅可以计算子宫内膜的体积，还可以通过计算三维血管指数来客观评估子宫内膜的多普勒超声信号数量[29]（图5.14）。这项技术在不同研究者中似乎是可重复的[30]。

一些研究认为通过三维超声计算出子宫内膜体积对于诊断子宫内膜癌很关

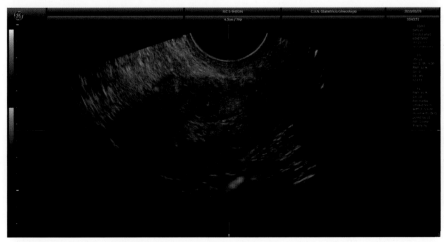

图 5.11　子宫内膜癌。注意：子宫内膜内没有任何能量多普勒信号

键。这些研究大多表明，对于子宫内膜癌的诊断而言，子宫内膜体积比厚度在绝经后阴道流血的妇女中更具有特异度[31-32]。然而，由于相关研究相对较少，所以对于诊断子宫内膜癌的体积标准仍没有达成共识。

关于三维血管指数的应用，研究报告的结果是存在争议的[32-33]。这是因为该技术还不具备统一标准[34]。因此，需要更多相关该领域研究进一步探讨三维超声的价值。

子宫内膜癌超声图像特征

少数研究报道了关于子宫内膜癌的超声表现与组织学类型及分级的相关性。

Epstein[35] 等人报道称子宫内膜癌1 级、2 级常表现为高回声，这比子宫内膜癌 3 级或者是非子宫内膜癌更常见（图 5.15）。然而与子宫内膜癌 1 级和

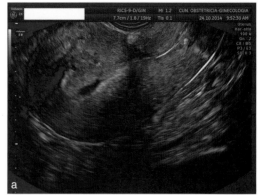
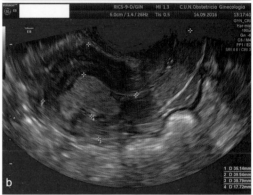

图 5.13　两例绝经后阴道出血病例，经宫腔声学造影成像（宫腔灌注生理盐水）。病例（a）可见内膜弥漫性不对称增厚，累及子宫内膜前层。病例（b）显示为息肉样病变。而两例经子宫内膜活检均证实为子宫内膜癌

2 级相比，3 级或非子宫内膜癌具有更多的抱球样血流（图 5.16）。不同组织学类型或分级的子宫内膜癌的血管数量无明显差异。

另一些研究表明，根据脉冲多普勒血流指数[36] 或三维血管指数[37]，伴有淋巴血管间隙受累，肌层深度浸润，颈部受累或淋巴结转移的 3 级子宫内膜癌具有更多的新生血管。然而，这些研究尚未得到其他研究人员的证实；因此，这些数据尚不能应用于临床。

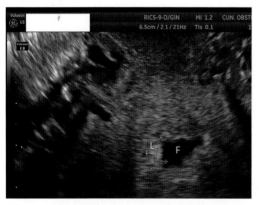

图 5.12　经阴道超声显示宫腔内有少量液体（F）。这些少量液体使小的子宫内膜息肉显影，结果证实为子宫内膜癌

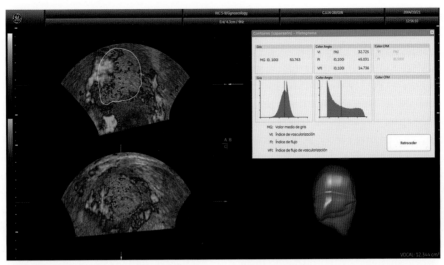

图 5.14　应用三维超声计算子宫内膜癌的子宫内膜体积和三维血管指数

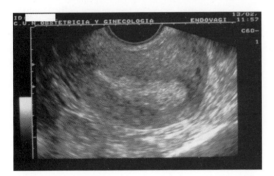

图 5.15　经阴道超声显示一例绝经后妇女高分化癌的高回声的子宫内膜

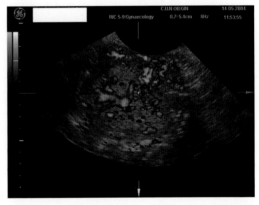

图 5.16　经阴道超声显示一例低分化子宫内膜样癌患者的内膜不规则增厚。子宫内膜内可见多支畸形血管

参考文献

[1] Amant F, Moerman P, Neven P, et al. Endometrial cancer. Lancet, 2005, 366:491–505.

[2] Martínez-Rubio MP, Alcázar JL. Ultrasono-graphic and pathological endometrial findings in asymptomatic postmenopausal women taking antihypertensive drugs. Maturitas. 2003, 46:27–32.

[3] Famuyide AO, Breitkopf DM, Hopkins MR, et al. Asymptomatic thickened endometrium in postmenopausal women: Malignancy risk. J Minim Invasive Gynecol, 2014, 21:782–786.

[4] Clark TJ, Barton PM, Coomarasamy A, et al. Investigating postmenopausal bleeding for endometrial cancer: Cost-effectiveness of initial diagnostic strategies. BJOG, 2006, 113:502–510.

[5] Breijer MC, Van Doorn HC, Clark TJ, et al. Diagnostic strate gies for endometrial cancer in women with postmenopausal bleeding: Cost-effectiveness of individualized strategies. Eur J

Obstet Gynecol Reprod Biol, 2012, 163:91–96.

[6] Smith-Bindman R, Kerlikowske K, Feldstein VA, et al.Endovaginal ultrasound to exclude endometrial cancer and other endometrial abnormalities. JAMA. 1998, 280:1510–1517.

[7] Timmermans A, Opmeer BC, Khan KS , et al. Endometrial thickness measurement for detecting endometrial cancer in women with postmenopausal bleeding: A systematic review and meta-analysis. Obstet Gynecol, 2010, 116:160–167.

[8] Van den Bosch T, Van Schoubroeck D, Domali E, et al. A thin and regular endometrium on ultrasound is very unlikely in patients with endometrial malignancy. Ultrasound Obstet Gynecol, 2007, 29:674–679.

[9] Gupta JK, Chien PF, Voit D, et al. Ultrasonographic endometrial thickness for diagnosing endometrial pathology in women with postmenopausal bleeding: A meta-analysis. Acta Obstet Gynecol Scand, 2002, 81:799–816.

[10] Epstein E, Valentin L. Rebleeding and endometrial growth in women with postmenopausal bleeding and endometrial thick ness <5 mm managed by dilatation and curettage or ultrasound follow-up: A randomized controlled study. Ultrasound Obstet Gynecol, 2001, 18:499–504.

[11] Van Doorn HC, Timmermans A, Opmeer BC, et al. What is the recurrence rate of postmenopausal bleeding in women who have a thin endometrium during a first episode of post-menopausal bleeding? Acta Obstet Gynecol Scand, 2008, 87:89–93.

[12] Billingsley CC, Kenne KA, Cansino CD , et al. The use of transvaginal ultrasound in type II endometrial cancer. Int J Gynecol Cancer, 2015, 25:858–862.

[13] Ragupathy K, Cawley N, Ridout A, et al. Non assessable endometrium in women with postmenopausal bleeding: To investigate or ignore. Arch Gynecol Obstet, 2013, 288:375–378.

[14] Smith-Bindman R, Weiss E, Feldstein V. How thick is too thick? When endometrial thickness should prompt biopsy in postmenopausal women without vaginal bleeding. Ultrasound Obstet Gynecol, 2004, 24:558–565.

[15] Alcázar J, Salas R, Navarro B, et al. Risk of endometrial cancer in asymptomatic postmenopausal women with endometrial thickness ≥ 11mm: Systematic review and meta-analysis. Ultrasound Obstet Gynecol, 2017, 50:35. doi:10.1002/uog.17659.

[16] Gerber B, Krause A, Müller H, et al. Ultrasonographic detection of asymptomatic endometrial cancer in postmenopausal patients offers no prognostic advantage over symptomatic disease discovered by uterine bleeding. Eur J Cancer, 2001, 37:64–71.

[17] Kupesic-Urek S, Shalan H, Kurjak A. Early detection of endo metrial cancer by transvaginal color Doppler. Eur J Obstet Gynecol Reprod Biol, 1993 Apr, 49(1–2):46–49.

[18] Campbell S, Bourne T, Crayford T, , et al. The early detec tion and assessment of endometrial cancer by transvaginal colour Doppler ultrasonography. Eur J Obstet Gynecol Reprod Biol. 1993, 49:44–45.

[19] Conoscenti G, Meir YJ, Fischer-Tamaro L, et al. Endometrial assessment by transvaginal sonography and histological findings after D&C in women with postmenopausal bleeding. Ultrasound Obstet Gynecol, 1995, 6:108–115.

[20] Sladkevicius P, Valentin L, Marsál K. Endometrial thickness and Doppler velocimetry of the uterine arteries as discriminators of endometrial status in women with postmenopausal bleeding: A comparative study. Am J Obstet Gynecol, 1994, 171:722–728.

[21] Tekay A, Jrvel I, Jouppila P. Reproducibility of transvaginal Doppler velocimetry measurements in the uterine arteries of postmenopausal women. Ultrasound Obstet Gynecol, 1997, 10:198–204.

[22] Alcázar JL, Castillo G, Mínguez JA, et al. Endometrial blood flow mapping using transvaginal power Doppler sonography in women with postmenopausal bleeding and

thickened endometrium. Ultrasound Obstet Gynecol, 2003, 21:583–588.

[23] Dueholm M, Christensen JW, Rydbjerg S, et al. Two- and three-dimensional transvaginal ultrasound with power Doppler angiography and gel infusion sonography for diagnosis of endometrial malignancy. Ultrasound Obstet Gynecol, 2015, 45:734–743.

[24] Alcázar JL, Ajossa S, Floris S, et al. Reproducibility of endometrial vascular patterns in endometrial disease as assessed by transvaginal power Doppler sonography in women with postmenopausal bleeding. J Ultrasound Med, 2006, 25:159–163.

[25] Dueholm M, Mller C, Rydbjerg S, et al. An ultrasound algorithm for identification of endometrial cancer. Ultrasound Obstet Gynecol, 2014, 43:557–568.

[26] O'Connell LP, Fries MH, Zeringue E, et al. Triage of abnormal postmenopausal bleeding: A comparison of endometrial biopsy and transvaginal sonohysterography versus fractional curettage with hysteroscopy. Am J Obstet Gynecol. 1998, 178:956–961.

[27] Epstein E, Ramirez A, Skoog L, et al. Transvaginal sonography, saline contrast sonohysterography and hysteroscopy for the investigation of women with postmenopausal bleeding and endometrium >5 mm. Ultrasound Obstet Gynecol, 2001, 18:157–162.

[28] Alcázar JL, Errasti T, Zornoza A. Saline infusion sonohysterography in endometrial cancer: Assessment of malignant cells dissemination risk. Acta Obstet Gynecol Scand, 2000, 79:321–322.

[29] Alcázar JL, Jurado M. Three-dimensional ultrasound for assessing women with gynecological cancer: A systematic review. Gynecol Oncol, 2011, 120:340–346.

[30] Alcázar JL, Mercé LT, Manero MG, et al. Endometrial volume and vascularity measurements by transvaginal 3-dimensional ultrasonography and power Doppler angiography in stimulated and tumoral endometria: An interobserver reproducibility study. J Ultrasound Med, 2005, 24:1091–1098.

[31] Mansour GM, El-Lamie IK, El-Kady MA, et al. Endometrial volume as predictor of malignancy in women with postmenopausal bleeding. Int J Gynaecol Obstet, 2007, 99:206–210.

[32] Alcázar JL, Galvan R. Three-dimensional power Doppler ultrasound scanning for the prediction of endometrial cancer in women with postmenopausal bleeding and thickened endometrium. Am J Obstet Gynecol, 2009, 200:44.e1–e6.

[33] Rossi A, Forzano L, Romanello I, et al. Assessment of endometrial volume and vascularization using transvaginal 3D power Doppler angiography in women with postmenopausal bleeding. Int J Gynaecol Obstet, 2012, 119:14–17.

[34] Alcázar JL. Three-dimensional power Doppler derived vascular indices: What are we measuring and how are we doing it? Ultrasound Obstet Gynecol, 2008, 32:485–487.

[35] Epstein E, Van Holsbeke C, Mascilini F, et al. Gray-scale and color Doppler ultrasound characteristics of endometrial cancer in relation to stage, grade and tumor size. Ultrasound Obstet Gynecol, 2011, 38:586–593.

[36] Alcázar JL, Galán MJ, Jurado M, et al. Intratumoral blood flow analysis in endometrial carcinoma: Correlation with tumor characteristics and risk for recurrence. Gynecol Oncol, 2002, 84:258–262.

[37] Galván R, Mercé L, Jurado M, et al. Three-dimensional power Doppler angiography in endometrial cancer: Correlation with tumor characteristics. Ultrasound Obstet Gynecol, 2010, 35:723–729.

第6章

子宫肉瘤的超声图像特征

概　述

所有子宫恶性肿瘤中只有 3% 是子宫肉瘤 [1]。世界卫生组织将子宫肉瘤主要分为两种：间叶来源肿瘤、上皮与间叶混合型肿瘤 [2]。

间叶来源肿瘤包括平滑肌肉瘤（leiomyosarcoma，LMS）、子宫内膜间质肉瘤（endometrial stromal sarcoma，ESS）、未分化子宫内膜间质肉瘤以及恶性潜能未定平滑肌肿瘤（smooth muscle tumors of uncertain malignant potential，STUMP）。上皮和间质混合型肿瘤包括 Müllerian 腺肉瘤和癌肉瘤。子宫癌肉瘤目前被认为是高级别的子宫内膜样癌；因此，它被认为是一种上皮癌 [1]。LMS 是最常见的子宫肉瘤，其次是 ESS。本章重点关注这两种子宫肉瘤。

国际妇产联合会（FIGO）推荐子宫肉瘤外科手术分期使用与子宫内膜癌相似的分期系统 [3]（表 6.1）。在所有子宫肉瘤中，LMS 约占 63% [4]。LMS 可表现出与良性子宫平滑肌瘤相似的症状，如出血、盆腔疼痛、腹围增大、子宫可触及肿块或盆腔受压症状。大多数 LMS 病

表 6.1　子宫肉瘤 FIGO 分期

分期	特点
Ⅰ期	局限于子宫的肿瘤
ⅠA	肿瘤大小 < 5 cm
ⅠB	肿瘤大小 ≥ 5 cm
Ⅱ期	肿瘤扩展到骨盆
ⅡA	涉及子宫附件
ⅡB	肿瘤侵犯到子宫外的盆腔组织
Ⅲ期	肿瘤侵犯腹部组织（不只是突入腹部）
ⅢA	一个位点
ⅢB	不止一个位点
ⅢC	转移到盆腔和（或）主动脉旁淋巴结
Ⅳ期	
ⅣA	肿瘤侵入膀胱和（或）直肠
ⅣB	远处转移

例出现在绝经后妇女 [5]。

传统上，"肌瘤"迅速增长是怀疑为子宫肉瘤的迹象，但是证据表明在这种临床表现中子宫肉瘤发生的可能性非常低（0.23%）[6]。

ESS 约占所有子宫肉瘤的 20%，其中，约 50% 出现在绝经前妇女中。与 LMS 相似，ESS 的主要症状是子宫异常出血 [7]。另一种常见主诉是盆腔或腹部不适。子宫内膜间质肉瘤可分为低级别

ESS 或未分化子宫内膜肉瘤[2]。

　　大多数子宫 LMS 患者没有明确的危险因素。没有一种影像学方法能提供可靠的术前诊断。大多数子宫肉瘤诊断是通过子宫切除或肌瘤切除术后通过石蜡冷冻切片分析获得。子宫切除标本中子宫肉瘤的发生率是 0.2%~0.5%[8-9]。

子宫肉瘤的超声表现

　　子宫肉瘤特异度诊断很困难，是临床工作面临的艰巨挑战[1]。利用腹腔镜切除子宫肌瘤，粉碎术作为一项外科技术被用于移除瘤体，但这会使诊断更加困难重重，因为粉碎的子宫可能使患有隐匿性子宫肉瘤的女性诊断困难，并影响预后[8]。

　　大多数研究认为 LMS 和 ESS 的超声图像特征没有显著区分。一般而言，在超声报告中它们被描述为单一肿块，没有子宫肌层来源，没有声影，伴有子宫内膜增厚或腔内表现[10]。然而，一些报道尝试定义平滑肌肉瘤和子宫内膜间质肉瘤的影像学特征。已经有报道指出相当一部分子宫良性平滑肌瘤和恶性肉瘤存在重叠影像学特征[10]。

子宫 LMS 的超声图像特征

　　关于子宫 LMS 特异度超声表现的资料很少。在超声成像上，子宫平滑肌肉瘤表现为较大、椭圆形的肿瘤，由于肿瘤组织中心坏死以及出血，其内回声不均匀，呈现"怪异"的内部回声模式[11-12]。

　　最近一项来自 13 个中心，包括 116 例子宫 LMS 的研究显示，子宫 LMS 最典型的表现是一个大的不均质包块，伴有不规则的轮廓[13]（图 6.1）。瘤体最大直径中位数为 106mm，范围为 30~321mm；其中，82% 病灶内包含有不规则囊性区（图 6.2），只有 30% 病灶内部伴有声影（图 6.3）。大约 20% 病例中不能清晰地辨认子宫本身（图 6.4）。

　　在 68% 的病例中，肿瘤呈现中等或很丰富的血流（图 6.5）。但是血流信号的缺失不能排除恶性可能（图 6.6）。这些关于血流的数据与之前一个小型研究中报告的数据一致[12]。

　　脉冲多普勒和测速指标（如阻力指数或搏动指数）被提出用于从 LMS 中区

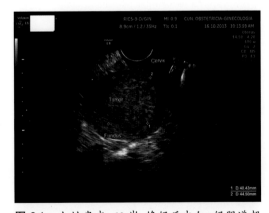

图 6.1　女性患者，60 岁，绝经后出血，经阴道超声显示宫腔内不均质包块伴不规则边界。宫腔镜检查显示黏膜下病灶。子宫内膜活检为阴性。患者行子宫切除术，病理分析证实为子宫平滑肌肉瘤。Tumor: 肿瘤；Cervix: 宫颈；Fundus: 宫底

分良性肌瘤。Kurjak 等报道，与正常子宫和良性子宫平滑肌瘤相比，LMS 患者的子宫动脉和子宫肌层血管显示阻力指数显著降低[14]。然而，此项研究中子宫肉瘤的纳入病例数是很小的（n=10）。

Hata 等报道，LMS（n=5）患者子宫血管阻力指数与良性子宫平滑肌瘤患者相比无显著差异[15]。然而，这些研究者发现平滑肌肉瘤患者的收缩期峰值速度明显较高。临界值 >41cm/s 显示诊断灵敏度为 80%，特异度为 98%。

但是，其他研究者并没有发现 LMS 和良性肌瘤之间脉冲多普勒测速指数的显著差异[16-17]。由于这些有争议的结果，目前不建议使用脉冲多普勒。

如上文所述，在多数情况下，LMS 的超声表现与良性子宫平滑肌瘤的超声表现并无显著差异（图 6.7）。

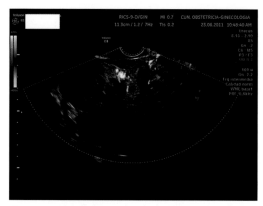

图 6.3 女性患者, 52 岁, 患有盆腔疼痛和阴道出血。经阴道超声检查发现一个不均质包块并伴有声影。超声诊断推测为子宫多发性肌瘤。但是，子宫切除术后病理分析显示为平滑肌肉瘤

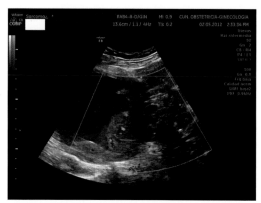

图 6.4 经腹部超声显示盆腔肿块并伴有囊性区，呈中等血流分布。边界不规则。子宫无法分辨。怀疑为子宫肉瘤，并在子宫切除后得以证实

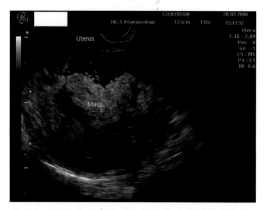

图 6.2 经阴道超声显示一个边界不清的子宫包块。可观察到子宫受压扁平并向前移位。包块内含不规则囊性区。子宫切除术后，组织学检查发现平滑肌肉瘤。Uterus: 子宫; Mass: 包块

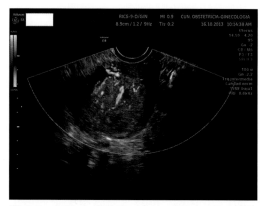

图 6.5 与图 6.1 中的同一病例，病灶内可见丰富的血流分布

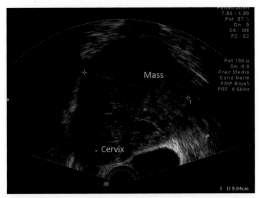

图6.6 子宫平滑肌肉瘤。包块位于子宫底，内有一些囊性区，没有明显血流信号（由西班牙巴塞罗那德克斯埃斯学院大学 M.A. Pascual 博士提供）。Cervix: 宫颈; Mass: 包块

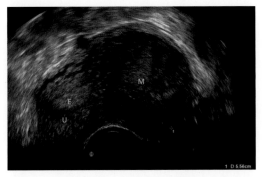

图6.7 经阴道超声示子宫(U)左侧壁包块(M)，可见子宫内膜(E)。包块质均匀，边界清晰，疑似为肌瘤。但是，组织学分析显示为子宫平滑肌肉瘤（由西班牙巴塞罗那德克斯埃斯学院大学 M.A. Pascual 博士提供）

ESS 的超声特征

Kim 报道了 10 例子宫内膜间质肉瘤的超声检查结果[18]。他们报道子宫内膜间质肉瘤的 4 种超声表现：息肉样肿块伴有结节样肌层侵犯，边界不清晰、回声不均匀的子宫肌壁内包块，边界不清晰的宫腔内包块或弥漫性肌层增厚。

最近一份 79 例 ESS 的研究报告显示，ESS 最典型的表现是子宫腔内不均匀包块（图 6.8）[19]。最大直径中位数为 68mm，范围为 7~250 mm。在某些情况下，由于较大包块的存在，子宫可能无法被识别（图 6.9）。

70% 包块内存在不规则囊性区域（图 6.10）。低级别子宫内膜癌中只有 40% 具有不规则轮廓，但在未分化子宫内膜肉瘤中，75% 表现为不规则轮廓（图 6.11）。只有 20% 的 ESS 病例出现声影（图 6.12），40% 病灶中可能没有血流或血流稀疏（图 6.13）。

与 LMS 相似，ESS 的超声表现与良性子宫肌瘤无差异（图 6.14）。

诊断子宫肉瘤的其他影像技术

CT 在鉴别良性肌瘤和平滑肌肉瘤中并无特异度[11-12]。该技术主要应用在分期、评估远处转移灶以及随访[20]。在 T1

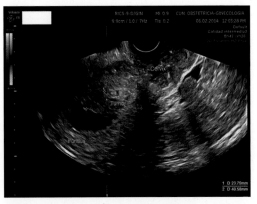

图6.8 经阴道超声显示腔内病灶，被证实为子宫内膜间质肉瘤。Cervix: 宫颈; Tumor: 肿瘤; Fundus: 宫底

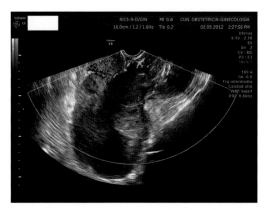

图 6.9　经阴道超声显示 1 例子宫内膜间质肉瘤，子宫几乎无法辨认

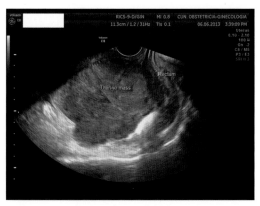

图 6.11　1 例子宫内膜间质肉瘤，经阴道超声显示子宫不规则包块。Rectum：直肠；Uterine mass：子宫包块

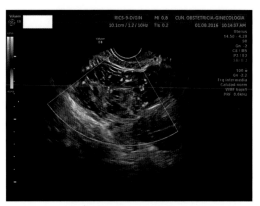

图 6.10　1 例子宫内膜间质肉瘤，经阴道超声显示不规则的包块伴有囊性区和中等血流

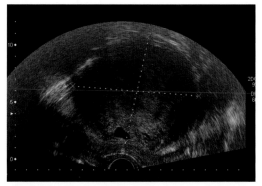

图 6.12　1 例子宫内膜间质肉瘤，经阴道超声显示病灶内伴有声影（由西班牙巴塞罗那德克斯埃斯学院大学 M.A. Pascual 博士提供）

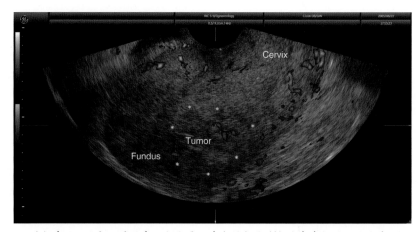

图 6.13　经阴道超声显示子宫肌壁层有 1 个边界不清晰的包块（*）伴有有限的血流分布。组织学显示为未分化子宫内膜间质肉瘤。Cervix：宫颈；Tumor：肿瘤；Fundus：宫底

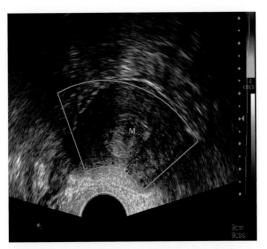

图 6.14　经阴道超声显示子宫腔内肿块（M），周围环绕子宫内膜。诊断怀疑为良性平滑肌瘤。但宫腔镜切除术后的组织学诊断显示子宫内膜间质肉瘤（由西班牙巴塞罗那德克斯埃斯学院大学 M.A. Pascual 博士提供）

加权图像上，平滑肌肉瘤表现为强度不均的中、低信号，伴有局灶性高信号。但是在 T2 加权图像上，平滑肌肉瘤表现为中、高信号。在 T2 加权信号上，坏死区可表现为囊性[21]。文献报道 T2 加权图像上高信号，和 T1 加权图像的高信号及不规则边界，是用来区分平滑肌肉瘤和非典型平滑肌瘤的一些客观标准。但是，这些客观标准的准确度具有争议，并取决于医生的经验[22]。最近，有报道磁共振弥散加权成像（diffusion-weighted imaging-magnetic resonance imaging，DWI-MRI）的应用。子宫平滑肌肉瘤在 T2 加权图像的 DWI 上往往表现出高或中等信号强度和较低的扩散系数（apparent diffusion coefficient，ADC）。结合 DWI 和 ADC 上的信号强度，区分良性平滑肌瘤和平滑肌肉瘤准确度为 92%~95%[23,24]。

最后，正电子发射断层扫描结合计算机断层扫描（positron emission tomography combined with computed tomography，PET-CT）也被用于鉴别良性子宫平滑肌瘤和子宫肉瘤。研究结果表明，PET-CT 可能具有较高的准确度。Umesaki 等报道 PET-CT 诊断准确度为 100%，MRI 准确度为 80%，超声准确度为 40%[25]。然而，值得考虑的是，分析 MRI 和 PET-CT 作用的相关研究仍然有限；大多数研究是回顾性的，且每个系列都包含少量子宫肉瘤。

最近的 meta 分析包括 7 项使用 MRI 研究和 11 项使用 PET-CT 的研究表明，DWI-MRI 在检测子宫肉瘤方面具有较高灵敏度但较低特异度。PET-CT 扫描技术似乎很有前景，但目前现有数据不支持这种技术在子宫肉瘤诊断中应用[26]。

参考文献

[1] Amant F, Coosemans A, Debiec-Rychter M, et al. Clinical management of uterine sarcomas. Lancet Oncol, 2009, 10:1188–1198.

[2] WHO Classification of Tumors. Tumors of the Breast and Female Genital Organs. Tavassoli FA and Devilee P. Lyon: IARC Press, 2003.

[3] Prat J. FIGO staging for uterine sarcomas. Int J Gynaecol Obstet, 2009, 104:177–178.

[4] Abeler VM, Royne O, Thoresen S, et al. Uterine sarcomas in Norway. A histopathological

and prognostic survey of a total population from 1970 to 2000 including 419 patients. Histopathology, 2009, 54:355–364.

[5] Hensley ML, Barrette BA, Baumann K, et al. Gynecologic Cancer Inter Group (GCIG) consensus review: Uterine and ovarian leiomyosarcomas. Int J Gynecol Cancer, 2014, 24: S61–S66.

[6] Parker WH, Fu YS, Berek JS. Uterine sarcoma in patients operated on for presumed leiomyoma and rapidly growing leiomyoma. Obstet Gynecol. 1994, 83:414–418.

[7] Amant F, Floquet A, Friedlander M, et al. Gynecologic Cancer InterGroup (GCIG) consensus review for endometrial stromal sarcoma. Int J Gynecol Cancer, 2014, 24:S67–S72.

[8] Raine-Bennett T, Tucker LY, Zaritsky E, et al. Occult uterine sarcoma and leiomyosarcoma: Incidence of and survival associated with morcellation. Obstet Gynecol, 2016, 127:29–39.

[9] Pritts EA, Vanness DJ, Berek JS, et al. The prevalence of occult leiomyosarcoma at surgery for presumed uterine fibroids: A meta-analysis. Gynecol Surg, 2015, 12:165–177.

[10] Bonneau C, Thomassin-Naggara I, Dechoux S, et al. Value of ultrasonography and magnetic resonance imaging for the characterization of uterine mesenchymal tumors. Acta Obstet Gynecol Scand, 2014, 93:261–268.

[11] Van den Bosch T, Coosemans A, Morina M, et al. Screening for uterine tumours. Best Pract Res Clin Obstet Gynaecol, 2012, 26:257–266.

[12] Exacoustos C, Romanini ME, Amadio A, et al. Can grayscale and color Doppler sonography differentiate between uterine leiomyosarcoma and leiomyoma? J Clin Ultrasound, 2007, 35:449–457.

[13] Ludovisi M, Giunchi S, Savelli L, et al. OP20.05: Ultrasound features of uterine leiomyosarcomas. Ultrasound Obstet Gynecol, 2017, 50:114. doi:10.1002/uog.17886.

[14] Kurjak A, Kupesic S, Shalan H, et al. Uterine sarcoma: A report of 10 cases studied by transvaginal color and pulsed Doppler sonography. Gynecol Oncol. 1995, 59:342–346.

[15] Hata K, Hata T, Maruyama R, et al. Uterine sarcoma: Can it be differentiated from uterine leiomyoma with Doppler ultrasonography? A preliminary report. Ultrasound Obstet Gynecol. 1997, 9:101–104.

[16] Szabó I, Szánthó A, Csabay L, et al. Color Doppler ultrasonography in the differentiation of uterine sarcomas from uterine leiomyomas. Eur J Gynaecol Oncol, 2002, 23:29–34.

[17] Aviram R, Ochshorn Y, Markovitch O, et al. Uterine sarcomas versus leiomyomas: Gray-scale and Doppler sonographic findings. J Clin Ultrasound, 2005, 33:10–13.

[18] Kim JA, Lee MS, Choi JS. Sonographic findings of uterine endometrial stromal sarcoma. Korean J Radiol, 2006, 7:281–286.

[19] Ludovisi M, Giunchi S, Moruzzi M, et al. OP20.03: Ultrasound features of endometrial stromal sarcomas. Ultrasound Obstet Gynecol, 2017, 50:113. doi:10.1002/uog.17884.

[20] Shah SH, Jagannathan JP, Krajewski K, et al. Uterine sarcomas: Then and now. AJR Am J Roentgenol, 2012, 199:213–223.

[21] Tirumani SH, Ojili V, Shanbhogue AK, et al. Current concepts in the imaging of uterine sarcoma. Abdom Imaging, 2013, 38:397–411.

[22] Cornfield D, Israel G, Martel M, et al. MRI appearance of mesenchymal tumors of the uterus. Eur J Radiol, 2010, 74:241–249.

[23] Sato K, Yuasa N, Fujita M, et al. Clinical application of diffusion-weighted imaging for preoperative differentiation between uterine leiomyoma and leiomyosarcoma. Am J Obstet Gynecol, 2014, 210:368.e1–e8.

[24] Thomassin-Naggara I, Dechoux S, Bonneau C, et al. How to differentiate benign from malignant myometrial tumours using MR imaging. Eur Radiol, 2013, 23:2306–2314.

[25] Umesaki N, Tanaka T, Miyama M, et al. Positron emission tomography with (18)F-fluorodeoxy-glucose of uterine sarcoma: A comparison with magnetic resonance imaging and power Doppler imaging. Gynecol Oncol, 2001, 80:372–377.

[26] Dubreuil J, Tordo J, Rubello D, et al. Diffusion-weighted MRI and 18F-FDG-PET/CT imaging: Competition or synergy as diagnostic methods to manage sarcoma of the uterus? A systematic review of the literature. Nucl Med Commun, 2017, 38:84–90.

第7章 子宫内膜癌局部扩散的超声评估

概　述

子宫内膜癌分级应当外科化[1]（表7.1）。标准的手术过程应该包括全子宫、双侧输卵管及双侧卵巢切除，腹腔冲洗。虽然目前淋巴结清扫术仍然存在争议[2]，但盆腔及腹主动脉旁淋巴结清扫术还是应该施行[1]。对于淋巴结转移风险较高的患者，应行淋巴结清扫术，而对于低风险的子宫内膜癌患者，是否施行淋巴结清扫术仍存在争议[3]。

与淋巴结转移相关的因素主要有肿瘤组织学、肿瘤分级、肌层浸润深度、宫颈部侵犯、淋巴血管间隙侵犯[4]。淋巴结侵犯的高危人群包括患有非子宫内膜样肿瘤和低分化子宫内膜样癌的患者[2]。当高分化或中分化子宫内膜样癌肌层浸润小于50%时，提示淋巴结转移的风险较低（0.3%~5%）[2]。

因此，在临床决策中，肿瘤组织学、肿瘤分级及肌层浸润是主要评估因素。因此决定是否进行淋巴结清扫应当在术前或术中决定，以避免行二次手术。

术前子宫内膜活检可确定肿瘤组织学和肿瘤分级[5]。然而，子宫肌层浸润程度只能在手术切除后对子宫进行石蜡冰冻切片评估后才能确定。

许多肿瘤中心采用术中大体检查（intraoperative gross examination，IGE）或术中冰冻切片（intraoperative frozen

表7-1　子宫内膜癌 FIGO 分期

Ⅰ期	肿瘤局限于子宫体 a
ⅠA	肿瘤浸润深度 < 1/2 肌层
ⅠB	肿瘤浸润深度 ≥ 1/2 肌层
Ⅱ期	肿瘤侵犯宫颈间质，但无宫体外蔓延 ab
Ⅲ期	肿瘤局部和（或）区域扩散
ⅢA	肿瘤侵犯浆膜层和（或）附件 c
ⅢB	侵犯附件和（或）宫旁 c
ⅢC	盆腔淋巴结和（或）腹主动脉旁淋巴结转移 ac
ⅢC1	盆腔淋巴结阳性
ⅢC2	腹主动脉旁淋巴结阳性和（或）盆腔淋巴结阳性
Ⅳ期	肿瘤侵及膀胱和（或）直肠黏膜，和（或）远处转移 a
ⅣA	肿瘤侵及膀胱或直肠黏膜
ⅣB	远处转移，包括腹腔内和（或）腹股沟淋巴结转移

注：a.G1、G2、G3 任何一种
b.仅有宫颈内膜腺体受累应当认为是Ⅰ期，而不再认为是Ⅱ期
c.细胞学检查阳性应单独的报告，并没有改变分期

section, IFS）来评估肌层浸润情况。最近的两项 meta 分析显示 IGE 对深部肌层浸润检测的灵敏度为 71%~75%，特异度为 91% ~95%[6-7]；而 IFS 的灵敏度为 85%，特异度为 97%[7]。然而，这些检查在手术过程中可能会耗费时间，并不是所有医院都会采用。

因此，术前影像学探查对肌层浸润的评估可能具有临床意义。

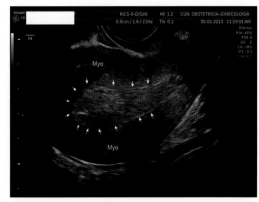

图 7.1　经阴道超声检查子宫内膜癌 1 例。子宫内膜 - 肌层边界清晰且完整（箭头），提示无肌层浸润。Myo：肌层

超声对子宫内膜癌肌层及宫颈浸润的评估

二维超声

经阴道或经直肠超声可用于评估子宫内膜癌患者的子宫肌层和宫颈侵犯情况。

对于肌层浸润的评估，有三种方法：主观评价法、Karlsson 法和 Gordon 法[8-10]。

主观评价法基于检查者的主观印象。主要特征为子宫内膜 - 肌层交界区是否出现破坏以及肿瘤侵入肌层的深度（图 7.1~ 图 7.3）。荟萃分析表明，该方法检测深部肌层浸润的灵敏度和特异度分别为 78% 和 81%[11]。

体重指数、子宫位置、子宫大小对于主观方法检测的准确性没有影响。然而，在高分化的肿瘤、小肿瘤或乏血供的肿瘤中，此方法会低估症状。相反，在 G3 级，大肿瘤、富血供肿瘤中可能发生高估[12]。

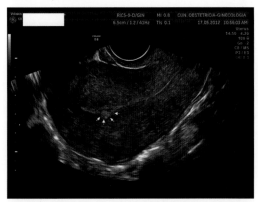

图 7.2　经阴道超声检查子宫内膜癌 1 例。子宫内膜薄，后壁有一个小的病灶突出到肌层（箭头），提示浅肌层浸润。

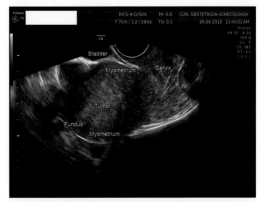

图 7.3　经阴道超声显示子宫内膜癌（肿瘤）相应的子宫内膜严重病变。肿瘤侵及基底部和后壁肌层。Bladder：膀胱；Myometrium：子宫肌层；Cervix：子宫颈；Tumor：肿瘤；Fundus：子宫底部

尽管这是一个主观的评估，但检查者之间的重复性很好[13]。

Karlsson 法是计算子宫内膜厚度与子宫前后径的比值[9]（图7.4，图7.5）。子宫内膜厚度/子宫前后径的比值≥0.5，提示子宫内膜肌层深部浸润；而子宫内膜厚度/子宫前后径<0.5，提示浅肌层浸润或无肌层浸润。该方法简便易行，灵敏度和特异度分别为84%和82%[11]。

Gordon 法是在纵向平面上绘制一条假想的线，将子宫分成两部分，然后根据检查者的评估，测量这条线到子宫浆膜的距离（A）以及从这条线到肌层浸润最深点的距离（B）。B/A 比值≥50%提示深部肌层浸润[8]（图7.6，图7.7）。该方法的灵敏度和特异度分别为85%、80%[11]。

这三种方法之间在诊断方面没有差异。

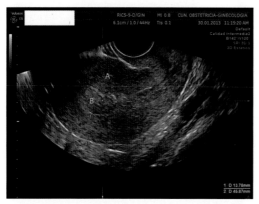

图 7.4　经阴道超声显示 Karlsson 法评估子宫内膜癌的肌层浸润。此病例中 B/A 为 0.30，表明肌层浸润＜50%

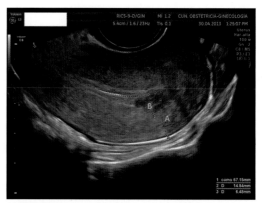

图 7.6　经阴道超声显示 Gordon 法评估子宫内膜癌的肌层浸润。在本例中，B/A 比值为 0.44，表明浅肌层浸润（<50%）

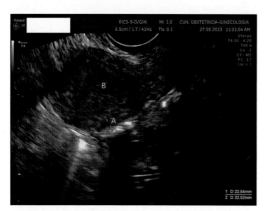

图 7.5　在此病例中，根据 Karlsson 的方法，B/A 为 0.70，说明肌层浸润＞50%

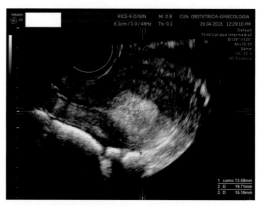

图 7.7　在此病例中，根据 Gordon 法，B/A 的比值为 0.77，说明深部肌层浸润 >50%

在所有病例中，图像质量差、子宫腺肌症和子宫肌瘤等因素可能会影响此方法评估的结果（图 7.8，图 7.9）。

然而，绝大多数评估肌层浸润的研究都存在相同研究设计缺陷：即包括了所有低风险和高风险病例。从肿瘤学的观点来看，在高风险病例中（非子宫内膜样肿瘤或低分化子宫内膜癌），淋巴结清扫必须作为分级手术的一部分进行，因此术前影像的相关意义不大。这一缺陷意味着，如果只考虑高分化或中分化子宫内膜样癌，超声对子宫肌层浸润的诊断性能可能被高估[2]。

因此，有必要明确超声在这种情况下的诊断意义。只有两项研究关注低风险病例[14-15]。

Van Holsbeke 等人报道了针对 163 例高分化或中分化子宫内膜癌的前瞻性研究[14]。他们根据主观印象法和 Karlsson 法评估了肌层浸润深度。主观

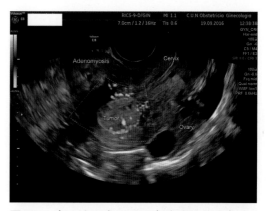

图 7.9　在此病例中，可以在前壁肌层观察到 1 个腺肌瘤。这一发现也可能影响评估肌层浸润的准确性。Adenomyosis：子宫内膜异位症；Cervix：子宫颈；Tumor：肿瘤；Ovary：卵巢

印象法检测肌层深部浸润的灵敏度和特异度分别为 73% 和 74%。Karlsson 方法检测肌层深部浸润的灵敏度和特异度分别为 47% 和 78%。他们建立了两种不同的数学预测模型，但没有任何一种模型优于检查者的主观印象评估。

Pineda 等人通过对比超声检查和术中肉眼检查检测肌层浸润深度，对 152 例高分化或中分化子宫内膜癌进行了前瞻性研究[15]。他们根据检查者的主观印象来评估肌层浸润。他们发现主观印象法检测深部肌层浸润的灵敏度和特异度分别为 82% 和 89%。术中肉眼检查的灵敏度和特异度分别为 79% 和 90%。两种方法比较，差异无统计学意义。

Alcazar 等人报道了一项研究，目的是为了探查淋巴结侵犯的实际高风险病例，根据肌层浸润、宫颈侵犯和附件转移，对术前诊断为 G1/G2 子宫内膜样癌

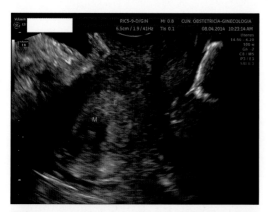

图 7.8　经阴道超声检查子宫内膜癌 1 例。腔内肌瘤可能影响医生评估肌层浸润的深度。E（endometrium）：子宫内膜；M：腔内肌瘤

而被认为是低风险病例的患者进行分析。此研究包括 169 病例，其中 50 例为手术分级后的高危病例。他们认为，术前超声能够检测到 78% 的高风险患者，且术前假阳性率为 11%。

根据术前子宫内膜活检结果，他们采用主观印象法与 Karlsson 法进行了 G1/G2 子宫内膜样癌的评估比较[17]。与 Van Holsbeke 的研究一样，他们发现检查者的主观印象法比 Karlsson 法有更高的灵敏度（79% vs 32%）和相似的特异度（84% vs 94%）。

当肿瘤侵入宫颈破坏宫颈管时，应怀疑子宫内膜癌侵犯宫颈（图 7.10）。超声对宫颈受累的检测与深部肌层浸润的检测诊断性相似[18-19]。

三维超声

少数研究评价了三维超声（3D-US）在肌层浸润评估中的作用。

Alcazar 等人提出了一种通过三维存储的子宫容积进行虚拟导航的方法[20]。该方法使用离线专用软件在子宫矢状面和冠状面导航，测量子宫侧壁、前后壁和子宫底肌层壁的厚度。测量肿瘤到浆膜（tumor distance to serosa，TDS）的最薄处（图 7.11，图 7.12）。TDS ≥ 9mm 时，肌层深度浸润的阴性预测值为 100%。

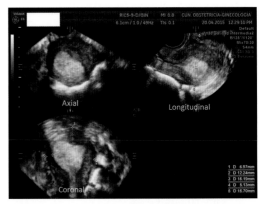

图 7.11　利用三维超声虚拟导航评估肌层浸润。在前、后壁（矢状面）和侧壁、底壁（冠状面）共进行了 5 次肌层壁厚度测量。离浆膜层最近的距离为 5.13 mm（测量值 4），这一发现提示该部位存在深部肌层浸润。Axial: 横断面; Coronal: 冠状面; Longitudinal: 矢状面

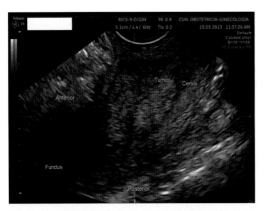

图 7.10　经阴道超声诊断子宫内膜癌宫颈侵犯的病例。Anterior: 前壁; Posterior: 后壁; Fundus: 子宫底; Tumor: 肿瘤; Cervix: 子宫颈

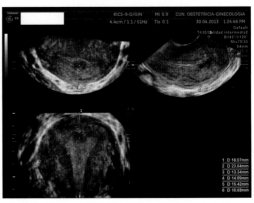

图 7.12　在本例中，最短距离位于后壁，为 10.68 mm（测量 6），表明浸润深度 < 50%

有关这种方法进行验证的两项研究已有报道。Rodriguez-Trujillo 等人报道的阴性预测值为 84%[21]，而 Ergenoglu 等人报道该方法的阴性预测值为 96%[22]。

有趣的是，在 Alcazar 和 Ergenoglu 的研究中，超声检测的 TDS 与组织学检测的 TDS 相关性良好[20-22]。

Jantarasaengaram 等人使用容积对比成像的虚拟导航技术检测三维存储体上的肌层和宫颈浸润[23]。他们使用主观评价法，结果很有意义。深部肌层浸润的灵敏度和特异度分别为 100% 和 89%；宫颈受累的灵敏度和特异度分别为 100% 和 86%。

Mascilini 提出了一个有趣的方法，使用三维子宫内膜容积 / 子宫容积[24]（图 7.13）。但结果较差，灵敏度为 75%，特异度为 49%。Alcazar 等人也报道了类似的结果[17]。

然而，最近的报道显示，与二维超声相比，三维超声在使用虚拟导航和主观评估确定肌层浸润时似乎不具有诊断优势[25-26]。

其他成像技术

CT 被认为评估肌层浸润的效果不好[27]。

盐水灌注超声被认为可作为常规二维超声的辅助手段用于评估肌层浸润，效果明显[28]（图 7.14）。但是，应该考虑到存在恶性细胞通过输卵管向盆腔浸润的风险[29-30]。

在许多医疗机构，MRI 被认为是评估肌层浸润的标准技术。至少四项不同的 meta 分析表明，对于弥散加权 - 磁共振成像（DWI-MRI），该技术检测深部肌层浸润的灵敏度和特异度分别为 86%~90% 和 86%~89%[31-34]。

然而，最近一项对比 MRI 和经阴道超声的 meta 分析中发现两种技术之间无统计学差异[35]。

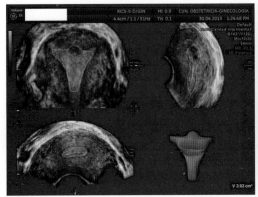 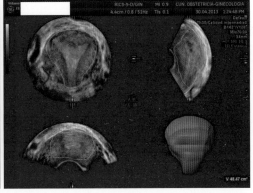

图 7.13　利用三维超声和肿瘤 / 子宫容积比评估子宫肌层浸润。可以计算肿瘤容积（a）和子宫容积（b），并计算比值（本例为 0.08）。如文中所述，这种方法不准确

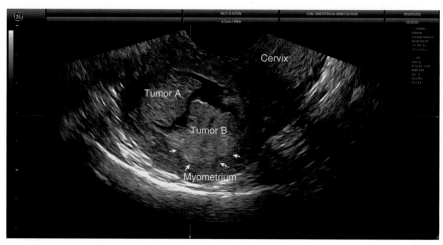

图7.14 超声检查发现子宫内膜癌的病例，可以观察到两种不同的息肉样病变。在肿瘤B中，肌层浸润似乎存在。
Myometrium：子宫肌层；Cervix：子宫颈；Tumor：肿瘤

参考文献

[1] Amant F, Mirza MR, Koskas M, et al. Cancer of the corpus uteri. Int J Gynaecol Obstet, 2015, 131(Suppl 2):S96–S104.

[2] Bogani G, Dowdy SC, Cliby WA, et al. Role of pelvic and para-aortic lymphadenectomy in endometrial cancer; Current evidence. J Obstet Gynaecol Res, 2014, 40:301–311.

[3] Neubauer NL, Lurain JR. The role of lymphadenectomy in surgical staging of endometrial cancer. Int J Surg Oncol, 2011, 2011:814–849.

[4] Creasman WT, Morrow CP, Bundy BN, et al. Surgical pathologic spread patterns of endometrial cancer. A Gynecologic Oncology Group Study. Cancer, 1987, 60:2035–2041.

[5] Sany O, Singh K, Jha S. Correlation between preoperative endometrial sampling and final endometrial cancer histology. Eur J Gynaecol Oncol, 2012, 33:142–144.

[6] Mavromatis ID, Antonopoulos CN, Matsoukis IL , et al.Validity of intraoperative gross examination of myometrial invasion in patients with endometrial cancer; A meta-analysis. Acta Obstet Gynecol Scand, 2012, 91:779–793.

[7] Alcázar JL, Dominguez-Piriz J, Juez L, et al. Intraoperative gross examination and intraoperative frozen section in patients with endometrial cancer for detecting deep myometrial invasion; A systematic review and meta-analysis.Int J Gynecol Cancer, 2016, 26:407–415.

[8] Gordon AN, Fleischer AC, Reed GW. Depth of myometrial invasion in endometrial cancer; Preoperative assessment by transvaginal ultrasonography. Gynecol Oncol, 1990, 39:321–327.

[9] Karlsson B, Norstrm A, Granberg S, et al. The use of endovaginal ultrasound to diagnose invasion of endometrial carcinoma. Ultrasound Obstet Gynecol, 1992, 2:35–39.

[10] Van Doorn HC, Van Der Zee AGJ, Peeters PHM, et al. Preoperative selection of patients with low-stage endometrial cancer at high risk of pelvic lymph node metastases. Int J Gynecol

Cancer, 2002, 12:144–148.

[11] Alcázar JL, Orozco R, Martinez-Astorquiza Corral T, et al.Transvaginal ultrasound for preoperative assessment of myometrial invasion in patients with endometrial cancer; A systematic review and meta-analysis. Ultrasound Obstet Gynecol, 2015, 46:405–413.

[12] Fischerova D, Frühauf F, Zikan M, et al. Factors affecting sonographic preoperative local staging of endometrial cancer.Ultrasound Obstet Gynecol, 2014, 43:575–585.

[13] Eriksson LS, Lindqvist PG, Flter Rdestad A, et al.Transvaginal ultrasound assessment of myometrial and cervical stromal invasion in women with endometrial cancer; Interobserver reproducibility among ultrasound experts and gynecologists. Ultrasound Obstet Gynecol, 2015, 45:476–482.

[14] Van Holsbeke C, Ameye L, Testa AC, et al. Development and external validation of new ultrasound-based mathematical models for preoperative prediction of high-risk endometrial cancer. Ultrasound Obstet Gynecol, 2014, 43: 586–589.

[15] Pineda L, Alcázar JL, Caparrós M, et al. Agreement between preoperative transvaginal ultrasound and intraoperative macroscopic examination for assessing myometrial infiltration in low-risk endometrioid carcinoma. Ultrasound Obstet Gynecol, 2016, 47: 369–373.

[16] Alcázar JL, Pineda L, Caparrós M, et al. Transvaginal/transrectal ultrasound for preoperative identification of high-risk cases in well- or moderately differentiated endometrioid carcinoma. Ultrasound Obstet Gynecol, 2016, 47: 374–379.

[17] Alcázar JL, Pineda L, Martinez-Astorquiza Corral T et al. Transvaginal/transrectal ultrasound for assessing myometrial invasion in endometrial cancer; A comparison of six different approaches. J Gynecol Oncol, 2015, 26: 201–207.

[18] Köse G, Aka N, Api M. Preoperative assessment of myometrial invasion and cervical involvement of endometrial cancer by transvaginal ultrasonography. Gynecol Obstet Invest, 2003, 56: 70–76.

[19] Akbayir O, Corbacioglu A, Numanoglu C, et al. Preoperative assessment of myometrial and cervical invasion in endometrial carcinoma by transvaginal ultrasound. Gynecol Oncol, 2011, 122: 600–603.

[20] Alcázar JL, Galván R, Albela S, et al. Assessing myometrial infiltration by endometrial cancer; Uterine virtual navigation with three-dimensional US. Radiology, 2009, 250: 776–783.

[21] Rodríguez-Trujillo A, Martínez-Serrano MJ, Martínez-Román S, et al. Preoperative assessment of myometrial invasion in endometrial cancer by 3D ultrasound and diffusion-weighted magnetic resonance imaging; A comparative study. Int J Gynecol Cancer, 2016, 26: 1105–1110.

[22] Ergenoglu M, Akman L, Terek MC , et al. The prediction of myometrial infiltration by three-dimensional ultrasonography in patients with endometrial carcinoma; A validation study from Ege university hospital. Med Ultrason, 2016, 18: 201–206.

[23] Jantarasaengaram S, Praditphol N, Tansathit T, et al.Three-dimensional ultrasound with volume contrast imaging for preoperative assessment of myometrial invasion and cervical involvement in women with endometrial cancer. Ultrasound Obstet Gynecol, 2014, 43: 569–574.

[24] Mascilini F, Testa AC, Van Holsbeke C, et al. Evaluating myometrial and cervical invasion in women with endometrial cancer; Comparing subjective assessment with objective measurement techniques. Ultrasound Obstet Gynecol, 2013, 42: 353–358.

[25] Saarelainen SK, Kööbi L, Järrenpäär, et al. The preoperative assessment of deep myometrial

invasion by three-dimensional ultrasound versus MRI in endometrial carcinoma. Acta Obstet Gynecol Scand, 2012, 91:983–990.

[26] Christensen JW, Dueholm M, Hansen ES, et al. Assessment of myometrial invasion in endometrial cancer using three-dimensional ultrasound and magnetic resonance imaging. Acta Obstet Gynecol Scand, 2016, 95:55–64.

[27] Haldorsen IS, Salvesen HB. What is the best preoperative imaging for endometrial cancer? Curr Oncol Rep, 2016, 18:25.

[28] Takac I. Transvaginal ultrasonography with and without saline infusion in assessment of myometrial invasion of endometrial cancer. J Ultrasound Med, 2007, 26:949–955.

[29] Alcázar JL, Errasti T, Zornoza A. Saline infusion sonohysterography in endometrial cancer; Assessment of malignant cells dissemination risk. Acta Obstet Gynecol Scand, 2000, 79:321–322.

[30] Dessole S, Rubattu G, Farina M, et al. Risks and usefulness of sonohysterography in patients with endometrial carcinoma. Am J Obstet Gynecol, 2006, 194:362–368.

[31] Andreano A, Rechichi G, Rebora P, et al. MR diffusion imaging for preoperative staging of myometrial invasion in patients with endometrial cancer; A systematic review and meta-analysis. Eur Radiology, 2014, 24:1327–1338.

[32] Das SK, Niu XK, Wang JL, et al. Usefulness of DWI in preoperative assessment of deep myometrial invasion in patients with endometrial carcinoma; A systematic review and metaanalysis. Cancer Imaging, 2014, 14:32.

[33] Luomaranta A, Leminen A, Loukovaara M. Magnetic resonance imaging in the assessment of high-risk features of endometrial carcinoma; A meta-analysis. Int J Gynecol Cancer, 2015, 25:837–842.

[34] Deng L, Wang QP, Chen X, et al. The combination of diffusion- and T2-weighted imaging in predicting deep myometrial invasion of endometrial cancer; A systematic review and meta-analysis. J Comput Assist Tomogr, 2015, 39:661–673.

[35] Alcázar JL, Gastón B, Navarro B, et al. Transvaginal ultrasound versus magnetic resonance imaging for preoperative assessment of myometrial infiltration in patients with endometrial cancer; A systematic review and meta-analysis. J Gynecol Oncol, 2017, 28:e86.

第8章

宫颈癌的超声图像特征

概　述

宫颈癌是全球第二常见的妇科恶性肿瘤[1]。由于引入了宫颈筛查项目，近三四十年中，宫颈癌的发生率在发达国家已经下降。人乳头瘤病毒感染被认为是宫颈癌的主要致病因素。

临床上，早期宫颈癌常无明显症状。在肿瘤生长过程中最常见的两种症状为异常的阴道出血及分泌物。宫颈癌的诊断基于阴道镜、盆腔检查及宫颈管组织活检。

组织学上，最常见的类型是鳞状细胞癌（70%）和腺癌（25%）[2]。宫颈癌可分为外生型或内生型。

按照国际妇产科联盟（FIGO），宫颈癌的临床分期应依据盆腔检查、胸部X光片检查，膀胱镜及直肠镜的检查结果[3]（表8.1）。然而，多达48%的病例存在临床分期与手术结果的差异，特别是IB2期和Ⅱ期[3]。现在最大的问题是对于子宫旁组织的评估，因为临床分期可能低估20%~30%的IB2～Ⅱ期的子宫旁组织浸润程度[5]。

这可能与治疗有相关性。因为早期（IA~IB）的治疗主要为手术，然而对于晚期，主要治疗应伴随放化疗[6]。

表8.1　宫颈癌的 FIGO 分期

Ⅰ 期	肿瘤严格地局限在子宫颈
ⅠA	镜下浸润癌。侵袭局限于间质浸润，最大深度 ≤ 5mm 水平扩散 ≤ 7mm
ⅠA1	间质浸润深度 ≤ 3mm，水平扩散 ≤ 7mm
ⅠA2	间质浸润深度 3~5mm，水平扩散 ≤ 7mm
ⅠB	癌灶局限于宫颈或者临床前病变大于 IA 期。所有伴有浅表侵袭的病变局限于表面浸润为 IB 期
ⅠB1	癌灶最大径线 ≤ 4mm
ⅠB2	癌灶最大径线 > 4mm
Ⅱ 期	肿瘤超越宫颈，但未达骨盆或阴道下 1/3
ⅡA	无明显宫旁浸润。累及阴道上 2/3
ⅡB	有明显宫旁浸润，但未达骨盆壁
Ⅲ 期	肿瘤扩展到骨盆壁
ⅢA	侵袭至肿瘤阴道下 1/3，没有扩展到骨盆壁
ⅢB	肿瘤扩展到骨盆壁或引起肾盂积水或肾功能丧失
Ⅳ 期	肿瘤超出真骨盆或者侵犯膀胱和（或）直肠黏膜
ⅣA	扩散至邻近的盆腔脏器
ⅣB	远处扩散

因为临床分期和病理学结果存在差异，手术分期和治疗前影像评估一直备受关注 [2,7]。

治疗前分期的主要成像技术是 MRI 和 PET-CT 扫描 [7]。

MRI 对于检测子宫旁组织浸润显示了良好的灵敏度（84%）和特异度（92%）[8]。然而，MRI 对检测淋巴结的转移灵敏度较低 [9]。对于发现淋巴结转移，PET-CT 扫描优于 MRI（PET-CT 扫描的灵敏度为 82%，MRI 的是 56%）[9]。

一般认为，超声评估宫颈癌价值有限 [10]。然而，在近十年中，一些有意义的研究表明，超声作为一种评价宫颈癌的影像学技术，已引起广泛关注。

宫颈癌的超声特征

宫颈癌可通过经阴道超声评估。一个重要的技巧是在阴道里使用一些凝胶获得一个声窗，以便更好地评估宫颈，特别是外生型肿瘤，以及阴道穹隆（图 8.1）。

如前所述，宫颈癌可以展现出外生型或内生型生长模式。外生型肿瘤通常表现为位于宫颈的不规则、非均匀性包块，范围包括宫颈前唇、后唇或者整个宫颈，以及凸向阴道内（图 8.2，图 8.3）。

内生型肿瘤表现为均匀性或者非均匀性包块，通常边界清晰，局限于宫颈内，但不会凸向阴道（图 8.4）。

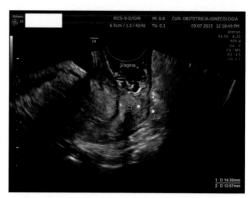

图 8.1 在阴道内放置凝胶，经阴道超声探测位于宫颈后壁的肿瘤（T）。宫颈管（C）是可见的。应用凝胶产生声窗，它可以评估阴道后穹隆（手指示处）。这些区域显示为不规则（箭头），提示病灶向阴道浸润。Vagina：阴道

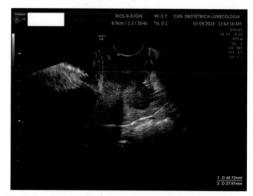

图 8.2 经阴道超声显示外生型子宫颈癌。病变不规则，低回声。图像上显示病变疑似侵入阴道

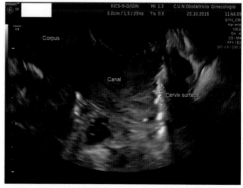

图 8.3 外生型宫颈癌。"宫颈"表面是不规则的（箭头）。病变为等回声，边界不清。宫颈管似乎没有病变。Corpus：内膜；Canal：宫颈管；Cervix surface：子宫颈表面

较大的肿瘤的宫颈管通常是变形的，在许多情况下无法明确界定（图 8.5）。小的肿瘤是可以辨认出宫颈管（图 8.6）。

据报道腺癌通常是等回声或者是高回声的（图 8.7），然而鳞状细胞癌是低回声的（图 8.8）[11]。

大部分宫颈癌表现为中等或者丰富的血流信号（图 8.9）。然而，也有一些宫颈癌表现为乏血供的（图 8.10）。

有研究评估肿瘤血供情况与一些组织预后因素是否相关。大多数研究发现，彩色/脉冲多普勒评估的血流量与肿瘤大小、淋巴结受累、间质浸润深度和肿瘤分期之间存在相关性[12-15]。然而，这些研究病例数少，而且使用的多普勒标准在不同的研究中存在显著差异。此外，（不同研究者）多普勒对肿瘤血流量的评估具有主观性的固有偏倚，限制了该技术在临床应用中的潜力。

三维（3D）血管指数与肿瘤特征无关[14,16]。

超声用于评估宫颈癌的局部扩散

肿瘤大小以及间质浸润

经阴道超声可以非常准确地测量出肿瘤的大小[17]。然而，在肿瘤体积估计时，三维超声比二维超声更准确[18]。

宫颈间质侵犯也可以通过阴道超声来评估（图 8.11）。一些研究表明，该

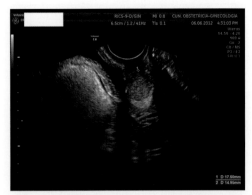

图 8.4　经阴道超声显示位于子宫颈前唇的一种小的内生型宫颈癌。肿瘤边界清晰，呈等回声

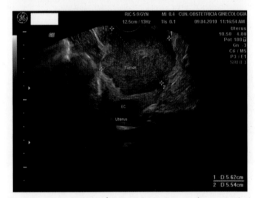

图 8.5　经阴道超声显示体积大、形态不规则的宫颈癌。子宫很小，宫腔内有液体（EC），可能继发于颈管扭曲和阻塞。实际上，宫颈管是不可见的。Uterus: 子宫; Tumor: 肿瘤

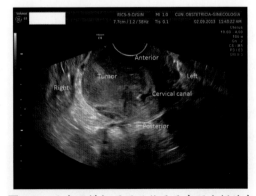

图 8.6　子宫颈横切面显示位于子宫颈右侧的宫颈癌。病变是内生型并且横向及向前膨胀生长。宫颈管清晰可见。Anterior: 前方; Posterior: 后方; Left: 左侧; Right: 右侧; Tumor: 肿瘤; Cervical canal: 宫颈管

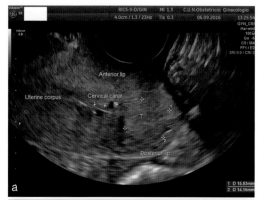

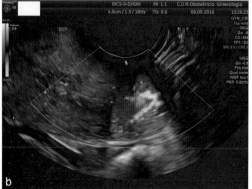

图 8.7 经阴道超声显示宫颈癌病变为等回声（T）累及子宫颈后壁。可见宫颈管。然而，肿瘤的界限很难确定（a）。使用彩色多普勒可以更好地确定肿瘤的位置（b）。Cervical canal: 宫颈管; Anterior lip: 前唇; Posterior lip: 后唇; Uterine corpus: 子宫内膜

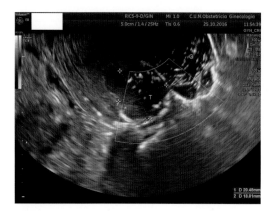

图 8.8 经阴道超声显示宫颈癌（T）病变不规则，低回声。在阴道内使用凝胶（G）是用来评估宫颈和阴道表面

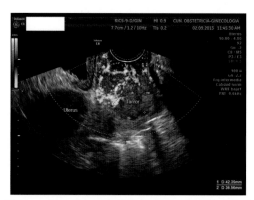

图 8.9 经阴道彩色多普勒超声显示宫颈癌的典型多普勒表现。肿瘤内及其周围有丰富的血流信号。Uterus: 子宫; Tumor: 肿瘤

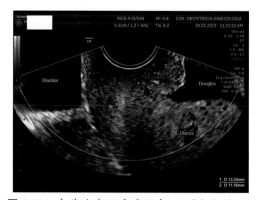

图 8.10 在某些宫颈癌病例中，如图（T）所示，血流信号是少量的或中等的。Bladder: 膀胱; Douglas: 道格拉斯腔; Uterus: 子宫

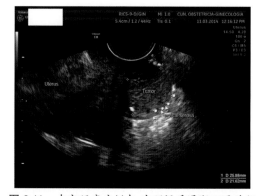

图 8.11 在宫颈癌病例中，宫颈间质浸润可通过经阴道超声检查评估。在本病例中，肿瘤深度浸润宫颈间质。肿瘤的边缘（白色标识所指）几乎到达宫颈浆膜层（箭头）。Uterus: 子宫; Tumor: 肿瘤; Cervical serosa: 宫颈浆膜

技术对深部间质浸润具有良好的诊断性能，灵敏度和特异度分别为 88%~90% 和 65%~93%[19,20]。

子宫旁浸润

20 世纪 90 年代早期的报告显示，经直肠超声能够检测宫颈癌的子宫旁浸润，甚至比查体更准确（灵敏度分别为 78% 和 52%）[21]。

宫颈横切面二维超声可评估子宫旁浸润，分析宫颈周围筋膜的完整性（宫颈周围致密高回声组织）[22]。当筋膜被破坏时，应怀疑肿瘤向宫颈旁浸润（图 8.12）。

一些研究用直肠镜或经阴道超声与 MRI 进行比较评估子宫旁浸润程度。虽然在不同研究中经阴道超声的灵敏度存在显著差异，但这些研究一致表明超声具有与 MRI 相似的诊断性能（表 8.2）[19,22-24]。

膀胱和直肠受累也可采用经阴道超声检查评估（图 8.13）。实时超声对于动态评估膀胱或直肠浸润可能非常有帮助。宫颈与膀胱和直肠之间有滑动表明此结构未被浸润。相反，"滑动征"消失意味着已经被浸润。一些小型研究已经证明了经阴道超声能准确检测膀胱浸润[25]。

一些研究评估了超声在检测宫颈癌盆腔淋巴结转移中的作用[20,26]。经阴道超声可检测到淋巴结（图 8.14），但这

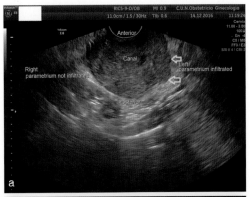
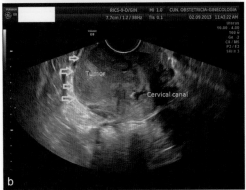
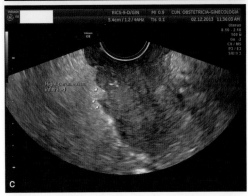

图 8.12 经阴道超声显示宫颈的横断面。这个切面可以评估子宫旁组织的浸润程度。病例（a）显示左侧子宫旁组织是如何浸润的。因为肿瘤浸润近端的子宫旁组织（箭头），所以子宫颈轮廓不规则。当宫颈边缘保持光滑（箭头）时，表示没有浸润（b）。病例（c）存在右侧子宫旁组织浸润。Anterior: 前方; Posterior: 后方; Right parametrium not infiltrated: 右侧子宫旁组织未浸润; Left parametrium infiltrated: 左侧子宫旁组织浸润; Cervical canal: 宫颈管; Tumor: 肿瘤; Right parametrium infiltrated: 右侧子宫旁组织浸润

表 8.2　经阴道超声（TVS）与 MRI 检测宫颈癌旁组织浸润程度的诊断效能比较

作者	TVS		MRI	
	灵敏度（%）	特异度（%）	灵敏度（%）	特异度（%）
Fischerova[22]	83	100	50	97
Testa[23]	60	89	40	89
Epstein[19]	77	98	69	92
Moloney[24]	20	86	40	89

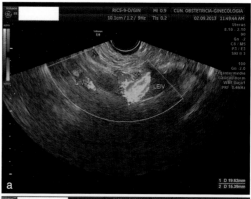

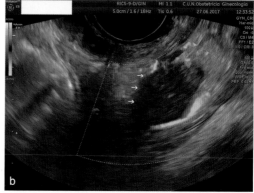

图 8.14　经阴道超声显示在宫颈癌病例中对淋巴结的评估。图 a 中淋巴结位于左侧髂内静脉（LIIV）之间。图 b 可见淋巴结位于左侧髂外动脉（LEIV）上方

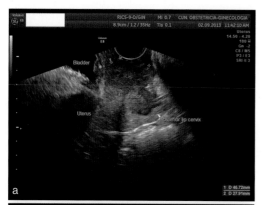

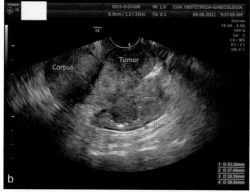

图 8.13　经阴道超声所描述的两例膀胱受累（a）和直肠受累（b）子宫颈癌病例。a. 肿瘤到达膀胱壁。可见肿瘤浸润处膀胱壁增厚及不规则（✥）。b. 肿瘤向后扩展，达到并浸润直肠前壁。Bladder：膀胱；Tumor：肿瘤；Uterus：子宫；Posterior lip cervix：宫颈后唇；Corpus：内膜；Rectum：直肠

些研究结果表明，经阴道超声的诊断灵敏度较差（23%~43%），但特异度高（96%~98%）。

关于三维超声在宫颈癌局部分期中的作用目前报道较少。至少有四项研究发现三维超声与 MRI 对于检测子宫旁浸润程度具有极为相似的诊断价值[27-30]（图 8.15）。然而，应用三维超声评价子宫旁浸润的技术需要标准化。

最近有一些关于弹性成像在评估宫颈癌患者的潜在作用的报道（图 8.16）。

Sun 等描述宫颈癌表现出比良性组织更高的硬度（更高的应变比）。Ma 等采用弹性成像评估子宫旁组织浸润，并将此技术与 MRI 进行了比较。他们对 59 例宫颈癌患者实施了经阴道超声弹性成像，与 MRI 比较，获得了类似的诊断效果。经阴道弹性成像灵敏度为 72%，特异度为 79%；MRI 的灵敏度为 72%，特异度为 82%。Mabuch 等报道了 14 例宫颈癌患者使用实时弹性成像评估一系列治疗反应，并获得了令人鼓舞的初步结果。

他们报告：治疗有效果的妇女的应变比显著下降，而没有效果的妇女则没有显著变化[33]。

超声用于评估局部晚期宫颈癌的治疗效果

在超声和宫颈癌领域引起关注的一个问题是，超声是否可以用于评估局部晚期宫颈癌的新辅助化疗、放疗及放化疗的治疗效果。

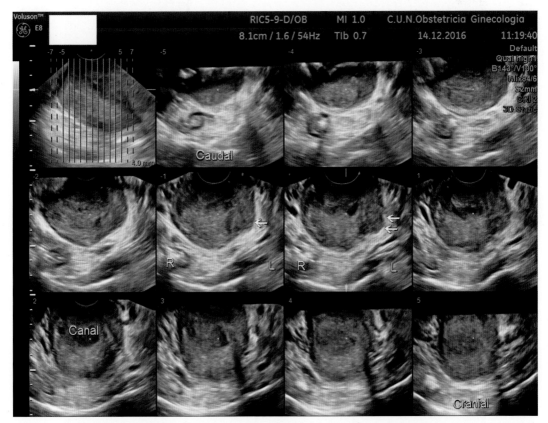

图 8.15　应用三维超声断层超声显像技术（TUI）显示宫颈癌。横向多切面是显示从宫颈外口（尾侧）到宫颈内口（颅侧）。观察中间层面是左侧子宫旁组浸润（箭头）。Caudal：尾侧；Canal：宫颈管；Cranial：颅侧

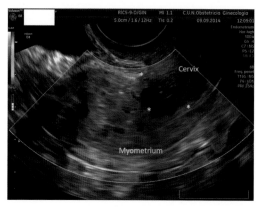

图 8.16 经阴道超声弹性成像显示宫颈肿瘤（*）为深蓝色（高应变比）。Cervix：子宫颈；Myometrium：子宫肌层

有报道显示，经直肠超声在评估新辅助化疗后肿瘤缩小的准确性与 MRI 相似[34]（图 8.17）。

也有报道显示，使用脉冲或能量多普勒超声评估肿瘤血流可以预测肿瘤对治疗的反应[35-36]。然而，在近期的报道中对这一点提出了质疑[37]。此外，脉冲多普勒测速指标和能量多普勒成像的重复性存在问题，使这些发现难以在临床应用。三维能量多普勒在预测治疗效果方面似乎没有作用[37-38]。

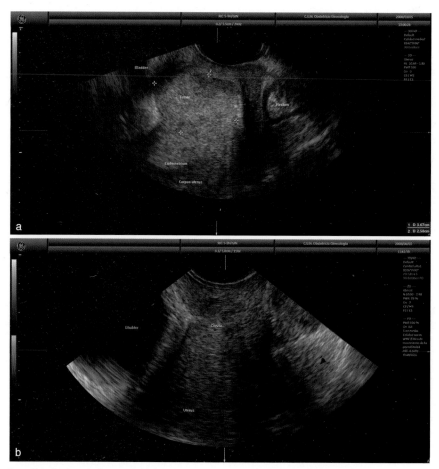

图 8.17 宫颈癌患者放化疗前经阴道超声检查（a），可以观察到在治疗后肿瘤消失（b）

参考文献

[1] Hillemanns P, Soergel P, Hertel H, et al. Epidemiology and early detection of cervical cancer. Oncol Res Treat, 2016, 39:501–506.

[2] Ries LAG, Melbert D, Krapcho M, et al. SEER Cancer Statistics Review, 1975–2004. National Cancer Institute, Bethesda, MD, 2007.

[3] Pecorelli S, Zigliani L, Odicino F. Revised FIGO staging for car cinoma of the cervix. Int J Gynaecol Obstet, 2009, 105:107–108.

[4] LaPolla JP, Schlaerth JB, Gaddis O, et al. The influence of surgical staging on the evaluation and treatment of patients with cervical carcinoma. Gynecol Oncol, 1986, 24:194–206.

[5] Quinn MA, Benedet JL, Odicino F, et al. Carcinoma of the cervix uteri. FIGO 26th annual report on the results of treatment in gynecological cancer. Int J Gynaecol Obstet, 2006, 95(Suppl 1):S43–S103.

[6] Colombo N, Carinelli S, Colombo A, et al. ESMO Guidelines Working Group. Cervical cancer: ESMO Clinical Practice Guidelines for diagnosis, treatment and follow-up. Ann Oncol, 2012, 23(Suppl 7):vii, 27–32.

[7] Narayan K, Lin MY. Staging for cervix cancer: Role of radiology, surgery and clinical assessment. Best Pract Res Clin Obstet Gynaecol, 2015, 29:833–844.

[8] Thomeer MG, Gerestein C, Spronk S, et al. Clinical examination versus magnetic resonance imaging in the pretreatment staging of cervical carcinoma: Systematic review and meta-analysis. Eur Radiol, 2013, 23:2005–2018.

[9] Choi HJ, Ju W, Myung SK, et al. Diagnostic performance of computer tomography, magnetic resonance imaging, and positron emission tomography or positron emission tomography/computer tomography for detection of metastatic lymph nodes in patients with cervical cancer: Meta-analysis. Cancer Sci. 2010, 101:1471–1479.

[10] Follen M, Levenback CF, Iyer RB, et al. Imaging in cervical cancer. Cancer, 2003, 98(9 Suppl):2028–2038.

[11] Epstein E, Di Legge A, Måsbäck A, et al. Sonographic characteristics of squamous cell cancer and adenocarcinoma of the uterine cervix. Ultrasound Obstet Gynecol, 2010, 36:512–516.

[12] Cheng WF, Lee CN, Chu JS, et al. Power Doppler angiographic appearance and blood flow velocity waveforms in invasive cervical carcinoma. Gynecol Oncol, 2000, 79:181–186.

[13] Alcázar JL, Castillo G, Jurado M, et al. Intratumoral blood flow in cervical cancer as assessed by transvaginal color Doppler ultrasonography: Correlation with tumor characteristics. Int J Gynecol Cancer, 2003, 13:510–514.

[14] Testa AC, Ferrandina G, Distefano M, et al. Color Doppler velocimetry and three-dimensional color power angiography of cervical carcinoma. Ultrasound Obstet Gynecol, 2004, 24:445–452.

[15] Jurado M, Galván R, Martinez-Monge R, et al. Neoangiogenesis in early cervical cancer: Correlation between color Doppler findings and risk factors. A prospective observational study. World J Surg Oncol, 2008, 6:126.

[16] Alcázar JL, Jurado M, López-García G. Tumor vascularization in cervical cancer by 3-dimensional power Doppler angiography: Correlation with tumor characteristics. Int J Gynecol Cancer, 2010, 20:393–397.

[17] Gaurilcikas A, Vaitkiene D, Cizauskas A, et al. Early-stage cervical cancer: Agreement between

ultrasound and histopathological findings with regard to tumor size and extent of local disease. Ultrasound Obstet Gynecol, 2011, 38:707–715.

[18] Chou CY, Hsu KF, Wang ST, et al. Accuracy of three-dimensional ultrasonography in volume estimation of cervical carcinoma. Gynecol Oncol, 1997, 66:89–93.

[19] Epstein E, Testa A, Gaurilcikas A, et al. Early-stage cervical cancer: Tumor delineation by magnetic resonance imaging and ultrasound: A European multicenter trial. Gynecol Oncol, 2013, 128:449–453.

[20] Pálsdóttir K, Fischerova D, Franchi D, et al. Preoperative prediction of lymph node metastasis and deep stromal invasion in women with invasive cervical cancer: Prospective multicenter study using 2D and 3D ultrasound. Ultrasound Obstet Gynecol, 2015, 45:470–475.

[21] Innocenti P, Pulli F, Savino L, et al. Staging of cervical cancer: Reliability of transrectal US. Radiology, 1992, 185:201–205.

[22] Fischerova D, Cibula D, Stenhova H, et al. Transrectal ultrasound and magnetic resonance imaging in staging of early cervical cancer. Int J Gynecol Cancer, 2008, 18:766–772.

[23] Testa AC, Ludovisi M, Manfredi R, et al. Transvaginal ultrasonographyand magnetic resonance imaging for of presence, size and extent of invasive cervical cancer. Ultrasound Obstet Gynecol, 2009, 34:335–344.

[24] Moloney F, Ryan D, Twomey M, et al. Comparison of MRI and high-resolution transvaginal sonography for the local staging of cervical cancer. J Clin Ultrasound, 2016, 44:78–84.

[25] Huang WC, Yang JM, Yang YC, et al. Ultrasonographic characteristics and cystoscopic correlates of bladder wall invasion by endophytic cervical cancer. Ultrasound Obstet Gynecol, 2006, 27:680–686.

[26] Mamsen A, Ledertoug S, Hørlyck A, et al. The possible role of ultrasound in early cervical cancer. Gynecol Oncol.1995, 56:187–190.

[27] Han XS, Ning CP, Sun LT, et al. Three-dimensional transvaginal tomographic ultrasound imaging for cervical cancer staging. Ultrasound Med Biol, 2015, 41:2303–2309.

[28] Byun JM, Kim YN, Jeong DH, et al. Threedimensional transvaginal ultrasonography for locally advanced cervical cancer. Int J Gynecol Cancer, 2013, 23:1459–1464.

[29] Chiappa V, Di Legge A, Valentini AL, et al. Agreement of two-dimensional and three-dimensional transvaginal with magnetic resonance imaging in assessment of parametrial infiltration in cervical cancer. Ultrasound Obstet Gynecol, 2015, 45:459–469.

[30] Arribas S, Alcázar JL, Arraiza M, et al. Three-dimensional transvaginal sonography and magnetic resonance imaging for local staging of cervical cancer: An agreement study. J Ultrasound Med, 2016, 35:867–873.

[31] Sun LT, Ning CP, Liu YJ, et al. Is transvaginal elastography useful in pre-operative diagnosis of cervical cancer? Eur J Radiol, 2012, 81:e888–e892.

[32] Ma X, Li Q, Wang JL, Shao J, et al. Comparison of elastography based on transvaginal ultrasound and MRI in assessing parametrial invasion of cervical cancer. Clin Hemorheol Microcirc, 2017, 66:27–35.

[33] Mabuchi S, Sasano T, Kuroda H, Takahashi R, Nakagawa S, Kimura T. Real-time tissue sonoelastography for early response monitoring in cervical cancer patients treated withdefinitive chemoradiotherapy: Preliminary results. Med Ultrason, 2015, 42:379–385.

[34] Pinkavova I, Fischerova D, Zikan M, et al. Transrectal ultrasound and magnetic resonance imaging in the evaluation of tumor size following neoadjuvant chemotherapy for locally advanced cervical cancer. Ultrasound Obstet Gynecol,

2013, 42:705–712.

[35] Alcázar JL, Castillo G, Martínez-Monge R, et al. Transvaginal color Doppler sonography for predicting response to concurrent chemo-radiotherapy for locally advanced cervical carcinoma. J Clin Ultrasound, 2004, 32:267–272.

[36] Chen CA, Cheng WF, Lee CN, et al. Power Doppler vascularity index for predicting the response of neoadjuvant chemotherapy in cervical carcinoma. Acta Obstet Gynecol Scand, 2004, 83:591–597.

[37] Testa AC, Ferrandina G, Moro F, et al. Prospective multimodal imaging assessment of locally advanced cervical cancer patients administered by chemoradiation followed by radical surgery. The PRICE (PRospective Imaging of CErvical cancer and neoadjuvant treatment) study: The role of ultrasound. Ultrasound Obstet Gynecol, 2017 Nov 8. doi: 10.1002/uog.18953.

[38] Alcázar JL, Arribas S, Martinez-Monge R, et al. Three-dimensional power Doppler ultrasound for predicting response and local recurrence after concomitant chemoradiation therapy for locally advanced carcinoma of the cervix. Int J Gynecol Cancer, 2016, 26:534–538.

第9章 妊娠滋养细胞疾病的超声图像特征

概　述

妊娠滋养细胞疾病（gestational trophoblastic disease）是一组由胎盘滋养细胞不受控制的生长所引起的疾病，其胎盘病变的范围包括癌前葡萄胎（完全性和部分性）、恶性侵袭性葡萄胎、胎盘部位滋养细胞肿瘤、上皮样滋养细胞肿瘤和绒毛膜癌[1-2]。这些恶性病变被称为妊娠滋养细胞肿瘤（gestational trophoblastic neoplasia）。

葡萄胎占所有滋养细胞疾病的80%，其患病率因地理区域而异，从西方国家的0.05%~0.1%到东南亚国家的0.8%~1.2%[1]。绒毛膜癌罕见，其发病率估计为1/40 000~1/2000。大约50%的绒毛膜癌是由葡萄胎引起的，25%是在流产后发生的，25%与足月或早产妊娠有关[1]。

胎盘部位滋养细胞肿瘤（placental site trophoblastic tumor）也是一种罕见的肿瘤（占所有滋养细胞疾病不足1%），其中大多数出现在非葡萄胎妊娠后[1]。上皮样滋养细胞肿瘤（epithelioid trophoblastic tumor）是一种罕见的胎盘部位滋养细胞肿瘤变异类型，类似肿瘤，

可能在分娩后数年出现[2]。

大多数葡萄胎在早孕后期或中孕早期出现阴道出血。在发达国家，由于出血后通过早期超声成像诊断，因此其他症状（如妊娠剧吐、甲状腺毒症和早发先兆子痫）罕见。

滋养细胞疾病的诊断主要依据血清人绒毛膜促性腺激素（HCG）水平[2]。然而，超声检查也是非常有用的。由于大多数滋养细胞肿瘤在葡萄胎后出现，所以滋养细胞肿瘤主要诊断依据生物化学检查中血清HCG水平（高水平HCG或HCG持续性升高）。然而，在一些病例中，可能会出现以下临床症状，如阴道出血、癫痫、头痛、呼吸困难或胸痛，症状取决于转移的范围。根据国际妇产科联盟（FIGO）的要求，学者主要对滋养细胞疾病进行分期[1]（表9.1）。

葡萄胎妊娠的治疗一般选用吸刮术[1]。如果患者已经没有生育要求，子宫切除术可能是一种选择。所有类型的滋养细胞肿瘤都应考虑化疗[3]。化疗的方案取决于风险分类和诊断的分期[3]。

本章将回顾滋养细胞疾病的超声成像特征。

表9.1　国际妇产科联盟（FIGO）解剖分期

分期	描述
I	病变局限于子宫
II	妊娠滋养层肿瘤（GTN）扩散，但仍局限于生殖器官（附件、阴道、宽韧带）
III	GTN 转移至肺部，有或无生殖系统受累
IV	所有其他转移

葡萄胎

　　超声可被认为是诊断临床怀疑葡萄胎妊娠的首选影像检查技术[4]。事实上，随着妊娠前三个月常规超声检查的发展，许多葡萄胎妊娠在出现临床症状之前，可借助超声做怀疑性诊断。

　　完全性葡萄胎的典型超声表现为子宫增大，子宫腔充满多个大小不等的（1~30mm）小圆形的囊性区，呈"暴风雪样"表现，没有任何胚胎或胎儿结构（图9.1）[4-5]。在妊娠中期，完全性葡萄胎使子宫进一步增大，可见的囊性区变得越来越多，甚至经腹超声检查就可以看到[4]。

　　彩色多普勒显示这些区域内无血流（图9.2）。然而，脉冲多普勒检查时，弓形或子宫动脉的血流速度频谱通常表现高速度和低阻力的血流（图9.3）。

　　通常，这些表现是在早孕后期或中孕早期（9~14周）观察到的，但也可以在早孕早期发现（图9.4）。不幸的是，在妊娠更早的时期，这种现象是非特异

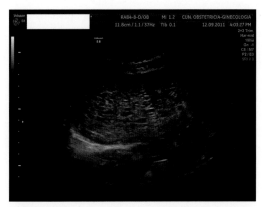

图9.1　孕10周，阴道出血，经腹部超声检查，观察到完全性葡萄胎呈典型"暴风雪样"

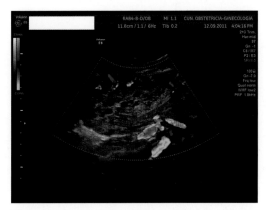

图9.2　与图9.1为同一个患者。囊性区无血供

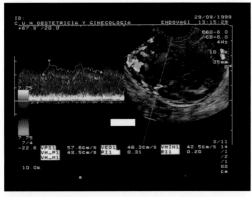

图9.3　完全性葡萄胎患者弓形动脉的血流频谱呈高速低阻血流

性的，可能与不完全流产表现相同[4]。Betel 等报道预测滋养细胞疾病的超声特征为：病变发生在子宫肌层内，三分之一以上的子宫肌层被侵犯，胎盘静脉血池，肿块最大径线超过 3.45cm，子宫内膜厚度小于 12mm[6]。

完全性葡萄胎可与双胎妊娠共存。估计发生率为 1/100 000~1/20 000[7]。当这种情况出现，通常一个胚胎或胎儿存活的正常孕囊旁紧邻一个绒毛膜内有囊性区的空囊（早孕），或一个完整的葡萄胎（早孕晚期或中孕早期）（图 9.5）[8]。

部分性葡萄胎指有胎儿的孕囊和胎盘局部呈"葡萄胎状"退化。通常，超声检查可发现胎盘增大，内含多个无血供的囊性区域（"奶酪"征），部分胎盘可能表现为正常（图 9.6）。大多数情况下胎儿是可见的且存活的。妊娠早期怀疑为部分性葡萄胎，建议动态观察，也可发生良性的绒毛水肿退化，在妊娠早期很难区分这两类病变。葡萄胎的另一个典型表现为卵巢黄素囊肿（图 9.7）。这些囊肿继发于高水平的 HCG。

妊娠滋养细胞肿瘤

侵袭性葡萄胎、胎盘部位滋养细胞肿瘤、上皮样滋养细胞肿瘤和绒毛膜癌在二维超声上表现为非特异性子宫肌层病灶[4]。所有这些病灶类型通过超声检

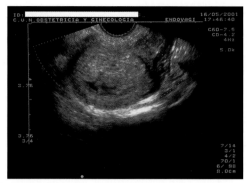

图 9.4 孕 8 周，经阴道超声显示无妊娠囊。子宫腔充满了囊性结构。β-HCG 水平 >100 000 IU/ml。清宫后，确诊为完全性葡萄胎

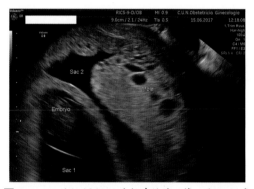

图 9.5 双胎妊娠经阴道超声检查。第一个妊娠囊（囊 1）内有一个正常胚胎。然而，第二个妊娠囊（囊 2）是空的，增厚的胎盘多发囊性区。血清 γ-HCG 水平为 560 000IU/ml。病理结果为完全性葡萄胎。Sac: 囊; Embryo: 胚胎; Mole（hydatiform mole）: 葡萄胎

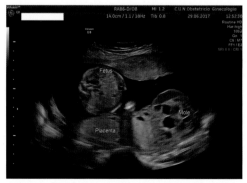

图 9.6 1 例部分性葡萄胎，经腹超声检查，可以观察胎儿和胎盘，其中一部分胎盘可见多个液性暗区。Fetus: 胎儿; Placenta: 胎盘; Mole: 葡萄胎

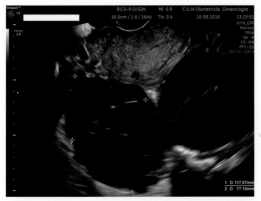

图 9.7　经阴道超声显示 1 例完全性葡萄胎患者的卵巢黄素囊肿

阴性可作为 AVM 的诊断指标。传统上，血管造影被认为是诊断 AVM 的首选检查[10]，但许多专家认为超声应该是诊断 AVM 的首先检查[11]。

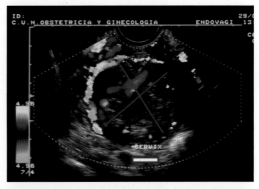

图 9.8　经阴道超声显示 1 例 38 岁患者的巨大宫颈病变。这名妇女在超声检查前 2 个月流产。β-HCG 水平为 8700IU/ml。怀疑为侵蚀性葡萄胎，建议子宫切除术。病理证实该病变为绒毛膜癌。CERVIX: 宫颈

查无法区分的。病灶通常表现为不均质回声或是高回声肿块（图 9.8，图 9.9），伴有囊性区（图 9.10）。彩色多普勒显示血流丰富，脉冲多普勒呈高速低阻型（图 9.11）。

　　子宫腺肌瘤或纤维瘤容易与该病变混淆（图 9.12）。然而，结合临床病史、HCG 水平和脉冲多普勒检查结果的相关性可能有助于鉴别诊断[4]。

　　另一个可能引起混淆疾病是动静脉瘘（Arteriovenous malformation，AVM）。葡萄胎妊娠后或正常分娩或流产后，子宫肌层可能会出现动静脉瘘[9]。通常表现为比较广泛的血管区域内出现非常高速且低阻的血流信号（图 9.13）。这些发现可能会引起人们对持续的滋养细胞肿瘤的怀疑。然而，动静脉畸形在子宫肌层内没有明显的肿块。血清 HCG 水平

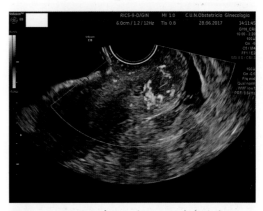

图 9.9　经阴道超声显示宫颈血供丰富的病灶。这名女性患者在 3 年前有过完全性葡萄胎的病史。这次超声检查以前 β-HCG 监测正常。然而，此时 β-HCG 为 204 IU/ml，患者行子宫切除术，永久冰冻切片显示为绒毛膜癌

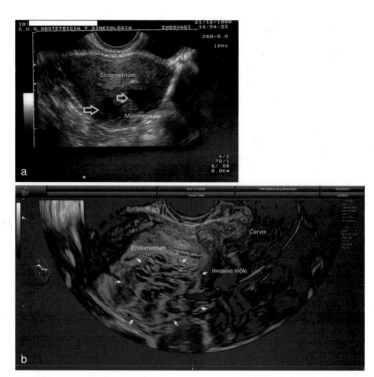

图 9.10　经阴道超声显示两例侵袭性葡萄胎（a 和 b）。子宫后壁肌层内可见不规则肿块伴有不规则囊性区（箭头所示）。Endometrium：子宫内膜；Myometrium：子宫肌层；Invasive mole：侵袭性葡萄胎；Cervix：宫颈

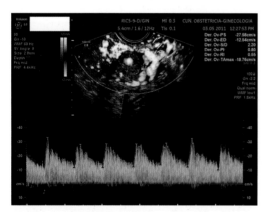

图 9.11　经阴道彩色超声显示妊娠滋养细胞疾病的血流特征（高速 / 低阻力）

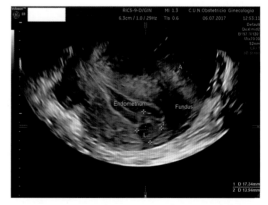

图 9.12　一位 43 岁女性，既往有完全性葡萄胎病史，经阴道超声检查，可以观察到一个不规则的异质性病变部分突向子宫内膜。β-HCG 为阴性。第二个结节可见于子宫后壁肌层（A）。需进行妊娠滋养细胞疾病和子宫腺肌病的鉴别诊断。建议行子宫切除术。病理分析证实有子宫腺肌病。Fundus：宫底；Endometrium：子宫内膜；L：病灶

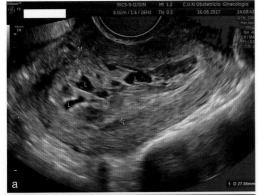

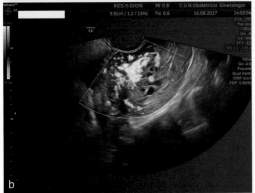

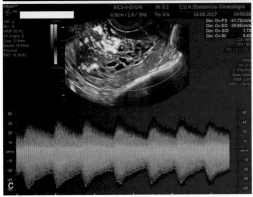

图9.13 经阴道超声显示一例早孕自然流产后的动静脉畸形。图a可见大范围的囊性区（L）。通过彩色多普勒超声，可以观察到这些囊性区域中的大部分实际上是血管（b），图c表现为高速和低阻力血流。E（endometrium）：子宫内膜；M（Myometrium）：子宫肌层

多普勒超声在滋养细胞疾病中的作用

最近一项系统回顾性研究评估了多普勒超声（脉冲和彩色多普勒）在滋养细胞疾病[12]评估中的作用。这项系统性研究发现，多普勒超声不能对完全性和部分性葡萄胎的鉴别有所帮助。

此外，使用多普勒对葡萄胎清宫后滋养细胞肿瘤的预测是有争议的。多普勒超声可能被用来评估滋养细胞肿瘤化疗的疗效[4,12]。但是，它不能代替HCG水平的评估作用。

其他影像技术在评估滋养细胞疾病中的作用见下文。

对于滋养细胞肿瘤，CT在发现转移性病灶中起着重要作用，它不是诊断首选的影像技术[4,13]。

胸部CT扫描应能发现或排除肺转移，这是滋养细胞肿瘤最常见的转移部位，并应成为判断有无转移病灶检查的一部分。对于有肺转移的妇女，也应进行脑CT检查以排除脑转移。

MRI不作为评估滋养细胞肿瘤的常规手段，但可在某些子宫肌层肿块的病例成为一种解决问题的工具[4,13]。值得注意的是，MRI的发现可能是相对非特异性的。

几乎没有研究认为PET-CT在评估滋养细胞肿瘤[4]中是有意义的。

参考文献

[1] Shanbhogue AK, Lalwani N, Menias CO. Gestational trophoblastic disease. Radiol Clin North Am, 2013, 51: 1023–1034.

[2] Steigrad SJ. Epidemiology of gestational trophoblastic diseases. Best Pract Res Clin Obstet Gynaecol, 2003, 17: 837–847.

[3] Mangili G, Lorusso D, Brown J et al. Trophoblastic disease review for diagnosis and management; A joint report from the International Society for the Study of Trophoblastic Disease, European Organisation for the Treatment of Trophoblastic Disease, and the Gynecologic Cancer InterGroup. Int J Gynecol Cancer, 2014, 24(9 Suppl 3): S109–S116.

[4] Allen SD, Lim AK, Seckl MJ, et al. Radiology of gestational trophoblastic neoplasia. Clin Radiol, 2006, 61: 301–313.

[5] Jauniaux E. Ultrasound diagnosis and follow-up of gestational trophoblastic disease. Ultrasound Obstet Gynecol, 1998, 11: 367–377.

[6] Betel C, Atri M, Arenson AM, Khalifa M, et al. Sonographic diagnosis of gestational trophoblastic disease and comparison with retained products of conception.J Ultrasound Med, 2006, 25: 985–993.

[7] Steller MA, Genest DR, Bernstein MR, et al. Clinical features of multiple conception with partial or complete molar pregnancy and coexisting fetuses. J Reprod Med, 1994, 39: 147–154.

[8] Wee L, Jauniaux E. Prenatal diagnosis and management of twin pregnancies complicated by a co-existing molar pregnancy.Prenat Diagn, 2005, 25: 772–776.

[9] Touhami O, Gregoire J, Noel P, Trinh XB, Plante M. Uterine arteriovenous malformations following gestational trophoblastic neoplasia; A systematic review. Eur J Obstet Gynecol Reprod Biol, 2014, 181: 54–59.

[10] Cura M, Martinez N, Cura A, et al. Arteriovenous malformations of the uterus. Acta Radiol. 2009, 50: 823–829.

[11] Timor-Tritsch IE, Haynes MC, Monteagudo A, et al. Ultrasound diagnosis and management of acquired uterine enhanced myometrial vascularity/arteriovenous malformations. Am J Obstet Gynecol, 2016, 214: 731.e1-731.e10.

[12] Lin LH, Bernardes LS, Hase EA, et al. Is Doppler ultrasound useful for evaluating gestational trophoblastic disease? Clinics (Sao Paulo), 2015, 70: 810–815.

[13] Dhanda S, Ramani S, Thakur M. Gestational trophoblastic disease; A multimodality imaging approach with impact on diagnosis and management. Radiol Res Pract, 2014, 2014: 842751.

第10章

妇科肿瘤的超声引导介入操作

概 述

妇科肿瘤学中的超声引导过程是常见的操作。这些操作包括 Tru-Cut 活检或细针穿刺活检，可用于诊断原发癌或盆腔复发、盆腔或腹腔积液的抽吸和引流、导管置入治疗以及外科手术或放射治疗相关操作的术中指导。

本章回顾了临床中常见的相关操作程序。

Tru-Cut 活检

Tru-Cut 活组织检查的目的是获得有代表性的组织样本，以便进行有效的组织学诊断。Tru-Cut 活检的主要适应证是原发癌或者盆腔或腹部的复发癌灶诊断。因此，它可能会应用于任何妇科肿瘤中。

做 Tru-Cut 时，应使用自动活检枪。活检枪有不同的尺寸和口径。通常使用一次性 14–16 号 150~250 mm 长的 Tru-Cut 针（图 10.1）。

根据病变的位置，可以使用经腹[1]、经阴道[2-4]、经直肠[5-6]或甚至经会阴[7]

途径进行该操作。进针和穿刺应在超声引导的监测下进行，避免经过血管/肠道和膀胱（图 10.2）。

对于经腹路径，应使用局部麻醉，并建议预防性使用抗生素。经阴道和会阴路径应该让患者处于截石位。应使用聚维碘酮清洁阴道和会阴。

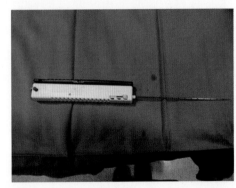

图 10.1　Tru-Cut 活检装置

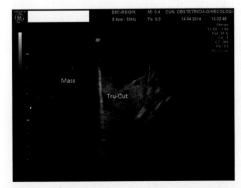

图 10.2　经阴道超声显示 Tru-Cut 针穿过囊实性病灶，该病灶被怀疑为卵巢癌盆腔复发。Mass: 占位

对于经会阴路径，应使用局部麻醉。然而，对于经阴道路径，通常不需要局部麻醉。对于经会阴入路，可以使用经阴道或经腹探头。使用经腹还是经阴道探头取决于要进行活组织检查的病变的深度。

在任何情况下，当使用经阴道探头时，需要在超声探头上连接合适的针引导器。当使用经腹探头时，可以安全地使用徒手方法。应获得1~3条关键的组织样本（图10.3）。

超声是诊断妇科肿瘤盆腔复发较好的方法[8-9]。Tru-Cut活检可用于对原发性癌症或盆腔、腹部癌症复发的确定性诊断。对于原发性癌，主要适应证通常是存在腹部肿块或癌症的转移扩散，借此来诊断从非卵巢来源的转移性肿块或原发性卵巢癌。它可用于患有癌症病史（如来自结肠、直肠、胃、乳房）的女性，还可以用于可能患有卵巢癌且预计手术效果不佳的女性。超声引导的Tru-Cut活

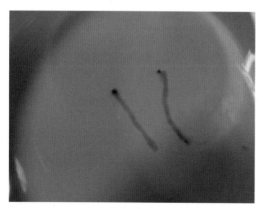

图10.3 Tru-Cut活检后获得的两个组织条

组织检查的另一个指征是任何类型的妇科癌症的盆腔或腹部复发的诊断。

超声引导下Tru-Cut活检的样本足以诊断83%~100%的病例[1-5]。据报道，Tru-Cut活检的准确度高达93%~100%[1-5]。可能发生并发症，如出血/感染或疼痛。然而，文献报道并发症发生率很低（1%）[1-5]。

细针抽吸活组织检查

细针抽吸活检（FNA）是组织取样的另一种方法。在这种情况下，使用15~25mm长的细针（20-25号）。手术操作过程和技术类似于Tru-Cut活检（图10.4）。然而，获得的样本允许细胞病理学而非组织病理学诊断（图10.5）。FNA的主要适应证是诊断妇科肿瘤，盆腔复发或评估淋巴结状态[10-11]。

与Tru-Cut活检一样，FNA可以使用经腹途径或经阴道途径进行（图10.4，图10.6）。

对于诊断盆腔复发，文献报道的FNA的灵敏度和特异度分别为76%和100%[10]。

用于评估淋巴结状态时，文献报道FNA对盆腔淋巴结的灵敏度为61%，特异度为89%。

对主动脉旁淋巴结的灵敏度为75%，特异度100%[11]。这个操作过程是很安全的，并发症发生率非常低[10-11]。

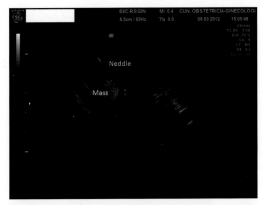

图 10.4　一个怀疑为宫颈癌盆腔复发病灶的细针穿刺活检。观察到针穿过包块。使用经阴道途径。Mass：占位；Needle：穿刺针

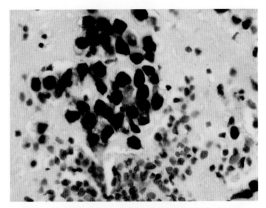

图 10.5　恶性病变在 FNA 后获得的细胞学涂片

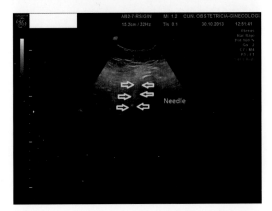

图 10.6　从怀疑为子宫平滑肌肉瘤复发的腹部肿块进行经腹细针穿刺。在箭头之间看到针。Needle：穿刺针

引　流

超声也可用于引流监测，在妇科肿瘤中的主要适应证是腹水引流和淋巴囊肿引流。

腹水引流（腹腔穿刺术）可用于缓解患者症状或进行细胞学诊断（图 10.7）。

淋巴囊肿是淋巴结切除术后发生的并发症[12]。文献报告的术后淋巴囊肿的发生率为 1%～58%[12]。通过超声波诊断相对容易。淋巴囊肿通常被视为是沿盆腔髂血管或主动脉走行的圆形或椭圆形单个囊肿（图 10.8）。

大多数淋巴囊肿是无症状的，但有时患者可能会有"疼痛或压迫感"的主诉。罕见感染性淋巴囊肿[12-13]。

当患者有症状出现时，即有淋巴囊液引流的指征。超声引导是一种选择方法[13]。通常使用 15cm 长的 18-G 针。建议使用局部麻醉，并发症发生率很低（图 10.9）。简单的抽吸和引流高复发率很高（80%～90%）[12]。因此，采用乙醇或聚维碘酮的硬化疗法更合适[14]。该方法的成功率为 88%～97%，复发率为 3%～7%[12]。

对于复发淋巴结囊肿、经超声引导经腹操作难以接近的或感染性淋巴囊肿，仍然选择通过腹腔镜或通过剖腹进行手术[12]。

其他超声引导操作

超声也被用于引导其他操作。

Benedetti-Panici 报道，经腹超声引导下腹腔内置入导管，进行腹腔化疗是可行的[15]。应当使用局部麻醉。成功率为97%。未发生严重并发症，2.5%的患者出现轻度并发症（迷走神经反应）。

对于原发性或复发性宫颈癌、子宫内膜癌或阴道癌患者，超声也被认为是一种很好的放置阴道内间质近距离放疗治疗的技术[16-18]。超声引导可以通过经阴道、经腹或经直肠途径进行。使用超声引导的主要优点是更准确，能正确放置近距离放射治疗装置并降低一些并发症的发病率，如子宫或阴道穿孔或膀胱和直肠放疗过量。

Torné 等人还报道了经阴道超声引导向子宫肌层注射放射性示踪剂，用于子宫内膜癌前哨淋巴结的检测[19]。他们报告成功率为90.5%。没有出现并发症，大多数情况下患者耐受性良好。

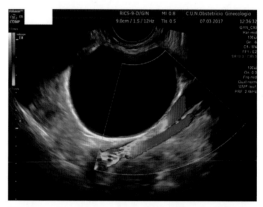

图10.8 经阴道超声显示一例盆腔淋巴囊肿的典型外观，该患者有宫颈癌根治性子宫切除术和盆腔淋巴结切除术的既往病史

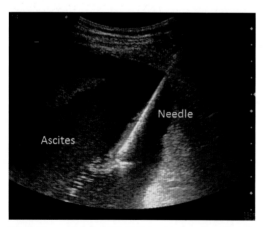

图10.7 1例晚期卵巢癌患者，经腹超声引导下腹腔穿刺术引流腹水。Needle：穿刺针；Ascites：腹水

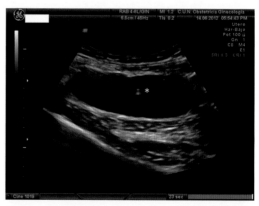

图10.9 经腹超声显示超声引导下腹股沟淋巴结的引流。可以观察到针尖（*）

参考文献

[1] Zikan M, Fischerova D, Pinkavova I, et al .Ultrasound-guided Tru-Cut biopsy of abdominal and pelvic tumors in gynecology. Ultrasound Obstet Gynecol,2010,36:767–772.

[2] Volpi E, Zola P, De Grandis T, et al. Transvaginal sonography in the diagnosis of pelvic malignant recurrence: Integration of sonography and needle-guided biopsy. Ultrasound Obstet Gynecol,1994,4:135–138.

[3] Dadayal G, Weston M, Young A,et al. Transvaginal ultrasound (TVUS)-guided biopsy is safe and effective in diagnosing peritoneal carcinomatosis and recurrent pelvic malignancy. Clin Radiol,2016,71:1184–1192.

[4] Park JJ, Kim CK, Park BK. Ultrasound-guided transvaginal core biopsy of pelvic masses: Feasibility, safety, and shortterm follow-up. AJR Am J Roentgenol,2016,206:877–878.

[5] Giede C, Toi A, Chapman W, et al. The use of transrectal ultrasound to biopsy pelvic masses in women. Gynecol Oncol,2004 Dec,95(3):552–556.

[6] Roy D, Kulkarni A, Kulkarni S, et al. Transrectal ultrasound-guided biopsy of recurrent cervical carcinoma. Br J Radiol,2008,81:902–906.

[7] Fleischer AC, Burnett LS, Jones HW 3rd, et al.Transrectal and transperineal sonography during guided intrauterine procedures. J Ultrasound Med,1995,14:135–138.

[8] Testa AC, Ciampelli M, Mastromarino C, et al. Detection of central pelvic recurrent disease with transvaginal color Doppler ultrasound in women treated for gynecological malignancy. Ultrasound Obstet Gynecol,2002,19:490–495.

[9] Savelli L, Testa AC, Ferrandina G,et al. Pelvic relapses of uterine neoplasms: Transvaginal sonographic and Doppler features. Gynecol Oncol,2004,93:441–445.

[10] Nagano T, Nakai Y, Taniguchi F,et al. Diagnosis of paraaortic and pelvic lymph node metastasis of gynecologic malignant tumors by ultrasound-guided percutaneous fine-needle aspiration biopsy. Cancer, 1991, 68:2571–2574.

[11] Zanetta G, Brenna A, Pittelli M, Lissoni A, Trio D, Riotta S. Transvaginal ultrasound-guided fine needle sampling of deep cancer recurrences in the pelvis: Usefulness and limitations. Gynecol Oncol, 1994, 54:59–63.

[12] Weinberger V, Cibula D, Zikan M. Lymphocele: Prevalence and management in gynecological malignancies. Expert Rev Anticancer Ther, 2014, 14:307–317.

[13] Zikan M, Fischerova D, Pinkavova I,et al. A prospective study examining the incidence of asymptomatic and symptomatic lymphoceles following lymphadenectomy in patients with gynecological cancer. Gynecol Oncol, 2015, 137:291–298.

[14] Liu FS, Hung MJ, Hwang SF, et al. Management of pelvic lymphocysts by ultrasound-guided aspiration and minocycline sclerotherapy. Gynecol Obstet Invest,2005,59:130–133.

[15] Benedetti-Panici P, Perniola G, Marchetti C,et al. Intraperitoneal chemotherapy by ultrasound-guided direct puncture in recurrent ovarian cancer: Feasibility, compliance, and complications. Int J Gynecol Cancer, 2012, 22:1069–1074.

[16] Sahinler I, Cepni I, Oksuz DC,et al. Tandem application with transvaginal ultrasound guidance. Int J Radiat Oncol Biol Phys, 2004, 59:190–196.

[17] Tharavichitkul E, Tippanya D, Jayavasti R,et al. Two-year results of transabdominal ultrasound-

guided brachytherapy for cervical cancer. Brachytherapy, 2015, 14:238–244.

[18] Sharma DN, Rath GK, Thulkar S, et al. Use of transrectal ultrasound for high dose rate interstitial brachytherapy for patients of carcinoma of uterine cervix. J Gynecol Oncol, 2010, 21:12–17.

[19] Torné A, Pahisa J, Vidal-Sicart S,et al. Transvaginal ultrasound-guided myometrial injection of radiotracer (TUMIR):A new method for sentinel lymph node detection in endometrial cancer. Gynecol Oncol,2013,128:88–94.

第11章

外阴和阴道癌的超声检查

概 述

外阴癌比较罕见，占全部妇产科恶性肿瘤的5%[1]。这种癌症好发于绝经后妇女，临床诊断主要依据视诊、阴道镜以及组织活检。接近95%的外阴癌是鳞状细胞癌[1]。目前国际妇产科联盟（FIGO）对外阴癌的临床分期是基于术中发现的肿瘤大小、侵袭度以及受累淋巴结的类型和数目来判断[2]（表11.1）。前哨淋巴结评估在外阴癌诊疗中具有重要作用[3]。

阴道癌也较罕见，占全部妇产科肿瘤的2%~3%[4]。将近90%的阴道癌是

表 11.1　国际妇产科联盟有关外阴癌的分期

分期	
I 期	肿瘤局限于外阴
I A	肿瘤最大径线 ≤ 2cm，局限于外阴或会阴且间质浸润 ≤ 1mm，无淋巴结转移
I B	肿瘤最大径线 > 2cm 或间质浸润 > 1mm，局限于外阴或会阴，无淋巴结转移
II 期	任何大小的肿瘤侵犯至会阴临近结构（下 1/3 尿道、下 1/3 阴道、肛门），无淋巴结转移
III 期	任何大小的肿瘤，有或无侵犯至会阴临近结构（下 1/3 尿道，下 1/3 阴道、肛门），有腹股沟 – 股淋巴结转移
IIIA（i）	1 个淋巴结转移（ ≥ 5mm）
IIIA（ii）	1~2 个淋巴结转移（ < 5mm）
IIIB（i）	≥ 2 个淋巴结转移（ ≥ 5mm）
IIIB（ii）	≥ 3mm 淋巴结转移（ < 5mm）
IIIC	阳性淋巴结伴包膜外扩散
IV 期	肿瘤侵犯其他区域（上 2/3 尿道，上 2/3 阴道）或远处转移
IVA	肿瘤侵犯下列任何部位：
IVA（i）	上尿道和（或）阴道黏膜、膀胱黏膜、直肠黏膜，或者固定于骨盆壁
IVA（ii）	腹股沟 – 股淋巴结出现固定或溃疡形成
IVB	任何远处部位转移，包括盆腔淋巴结的转移

鳞状细胞癌。常见于绝经后妇女，诊断主要依据临床表现和组织活检[4]。目前FIGO对阴道癌的临床分期主要以临床检查结果为依据[5]（表11.2）。

超声在外阴癌诊疗中的作用

一般情况下，影像技术在外阴癌诊疗中作用有限，它主要用于对肿瘤局部扩散评估和辅助制定外科手术计划[6-7]。核磁共振因为具有良好的软组织对比度，因此对外阴解剖评估效果最佳。肿瘤在核磁共振 T1 加权序列中显示为中等信号，T2 加权序列中显示为高信号[6-7]。PET-CT 扫描在外阴癌中的诊疗作用尚未明确。

目前尚未有超声对外阴癌诊断的描述，目前认为，除了评估腹股沟淋巴结情况，超声在外阴癌的评估中没有明确意义。

笔者已使用高频凸阵探头完成一个小型研究来评估 5 例原发性和继发性外阴癌。

根据笔者的经验，外阴癌表现为实性，形态不规则，回声不均匀，见图 11.1。大多数肿瘤都有血流信号（图11.2）。

关于腹股沟淋巴结的评估，累及淋

表 11.2 国际妇产科联盟阴道癌分期

分期	
Ⅰ期	肿瘤局限于阴道壁
Ⅱ期	肿瘤累及阴道下组织但尚未扩散到骨盆壁
Ⅲ期	肿瘤扩散到骨盆壁
Ⅳ期	肿瘤扩散范围超出真骨盆或侵犯直肠或者膀胱黏膜；泡状水肿不能分为Ⅳ期
ⅣA	肿瘤浸润膀胱或直肠黏膜，和（或）直接扩散至骨盆外
ⅣB	肿瘤扩散至远处器官

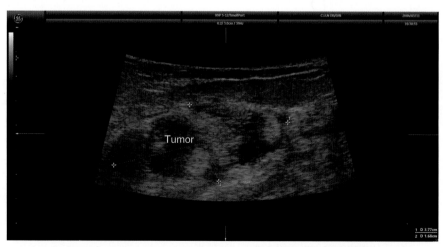

图 11.1 使用高频超声探头评估外阴癌，肿瘤形态不规则，回声不均匀。Tumor: 肿瘤

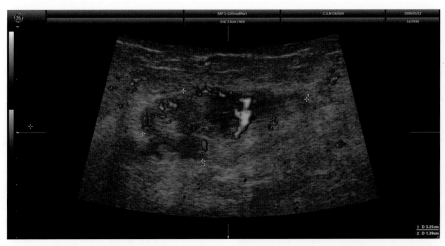

图 11.2 与图 11.1 病例相同，能量多普勒用于评估肿瘤血供

巴结的典型超声图像特征是淋巴结增大、类圆形、形态不规则和淋巴门消失，见图 11.3[8-9]。

腹股沟淋巴结的超声引导下细针穿刺（FNA）对于评估转移性肿瘤也是有意义的（图 11.4，图 11.5）。这项技术简单、廉价、易于操作且无须麻醉。超声引导下细针穿刺具有良好灵敏度（72%~93%）和特异度（82%~100%）[10-12]。然而，Selman 等人报道了一项系统综述，分析了评估外阴癌腹股沟淋巴结状态的五种不同技术的诊断性能。结果表明，超声引导下细针穿刺不能替代前哨淋巴结活检[13]。

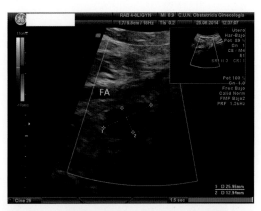

图 11.3 外阴癌病例中，腹股沟区超声检察，股动脉后方探及可疑淋巴结。FA：股动脉

超声在阴道癌诊疗中的作用

在阴道癌中，MRI 和 CT 扫描等成

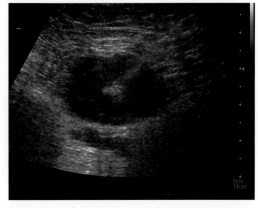

图 11.4 超声引导下细针抽吸外阴癌累及的淋巴结

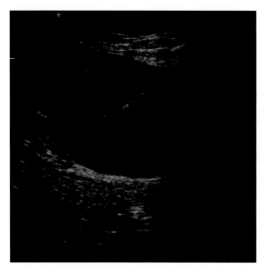

图 11.5 与图 11.4 病例相似

像技术可能对该疾病的局部分期和术前评估有一定作用。MRI 技术更多被用来评估局部浸润，而 CT 扫描在探测淋巴结和转移中更具有优势[8]。

与外阴癌相似的是，目前尚未有关于超声在阴道癌应用的报道。一般认为，超声检查在阴道癌的诊疗中没有作用。

根据笔者的经验，原发性阴道癌在经阴道或直肠超声中表现为起源于阴道壁的实性不规则结构（图 11.6，图 11.7），肿瘤血流信号丰富（图 11.8）。在阴道内使用适量耦合剂联合经会阴或经阴道前庭扫查，可增加阴道下三分之二病变的显示（图 11.9）。在一些病例中还可以观察到临近组织如膀胱和阴道旁组织的浸润（图 11.10，图 11.11）。在其他一些病例中笔者观察到病变为圆形，边界清晰且血流信号稀少（图 11.12）。

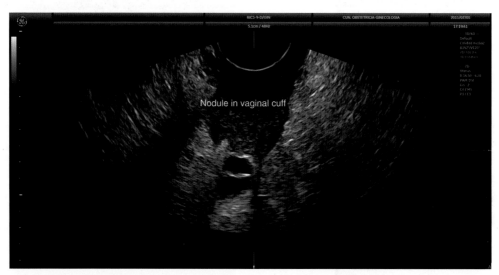

图 11.6 经阴道超声观察阴道残端实性不规则结节。患者为 72 岁老年女性，曾因子宫平滑肌瘤而切除子宫，活检结果显示为来自子宫的鳞状细胞癌。Nodule in vaginal cuff: 阴道残端结节

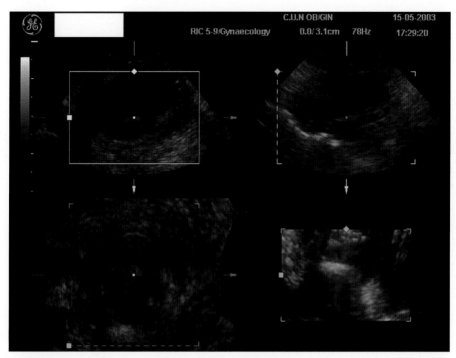

图 11.7 三维超声成像显示阴道癌。该病例中，病变为不规则低回声

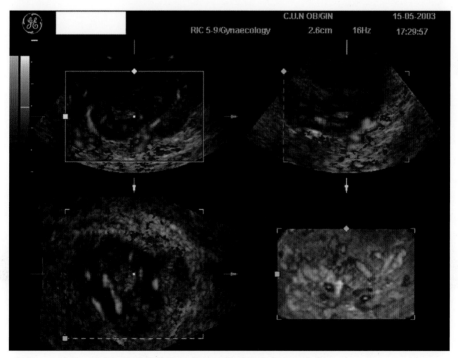

图 11.8 与图 11.7 为同一病例，能量多普勒超声可观察到该病变血流丰富

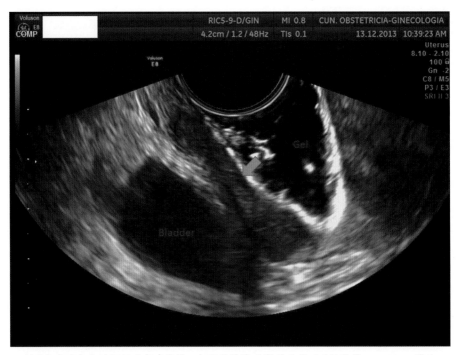

图 11.9 1例黑色素瘤患者的经阴道超声成像。在阴道前壁观察到两种不同的结节。Bladder: 膀胱; N: 结节; Gel: 耦合剂

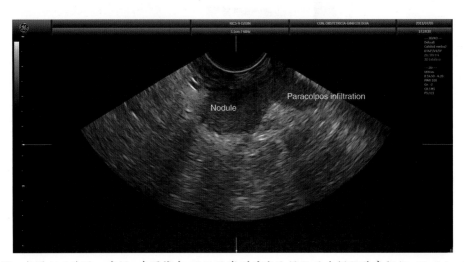

图 11.10 与图 11.6 为同一病例。在图像中，可以观察到病变已侵犯至左侧阴道旁组织。Nodule: 结节; Paracolpos infiltration: 阴道旁组织浸润

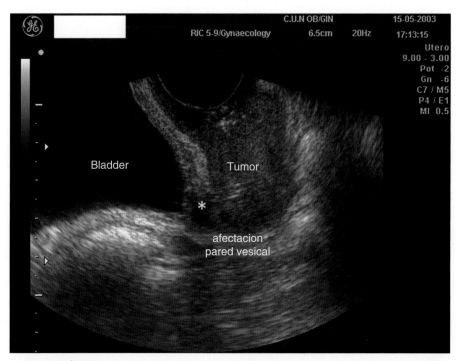

图 11.11 经阴道超声检查阴道癌（矢状切面）。＊为可疑膀胱浸润。 Bladder: 膀胱; Tumor: 肿瘤; afectacion pared vesical: 可疑膀胱浸润

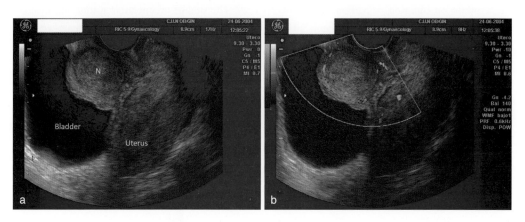

图 11.12 a. 经阴道超声检查观察到阴道前壁生长的边界清晰的圆形结节。b. 能量多普勒成像发现病变周围有环形血流而内部没有血流。怀疑为良性肿瘤，但病理结果显示为阴道腺癌。Bladder: 膀胱; Uterus: 子宫; N: 结节

参考文献

[1] Alkatout I, Schubert M, Garbrecht N , et al. Vulvar cancer: Epidemiology, clinical presentation, and management options. Int J Womens Health, 2015, 7:305–313.

[2] Hacker NF, Barlow EL. Staging for vulvar cancer. Best Pract Res Clin Obstet Gynaecol, 2015, 29:802–811.

[3] Brincat MR, Muscat Baron Y. Sentinel lymph node biopsy in the management of vulvar carcinoma: An evidence-based insight. Int J Gynecol Cancer, 2017, 27:1769–1773.

[4] Siegel RL, Miller KD, Jemal A. Cancer statistics, 2017. CA Cancer J Clin, 2017, 67:7–30.

[5] Rajaram S, Maheshwari A, Srivastava A. Staging for vaginal cancer. Best Pract Res Clin Obstet Gynaecol, 2015, 29:822–832.

[6] Kim KW, Shinagare AB, Krajewski KM , et al. Update on imaging of vulvar squamous cell carcinoma. AJR Am J Roentgenol, 2013, 201:W147–W157.

[7] Sohaib SA, Moskovic EC. Imaging in vulval cancer. Best Pract Res Clin Obstet Gynaecol, 2003, 17:543–556.

[8] Miccò M, Sala E, Lakhman Y, et al. Imaging features of uncommon gynecologic cancers. AJR Am J Roentgenol, 2015, 205:1346–1359.

[9] Abang Mohammed DK, Uberoi R, et al. Inguinal node status by ultrasound in vulva cancer. Gynecol Oncol, 2000, 77:93–96.

[10] Hall TB, Barton DP, Trott PA , et al. The role of ultrasound-guided cytology of groin lymph nodes in the management of squamous cell carcinoma of the vulva: 5-year experience in 44 patients. Clin Radiol, 2003, 58:367–371.

[11] Land R, Herod J, Moskovic E , et al. Routine computerized tomography scanning, groin ultrasound with or without fine needle aspiration cytology in the surgical management of primary squamous cell carcinoma of the vulva. Int J Gynecol Cancer, 2006, 16:312–317.

[12] de Gregorio N, Ebner F, Schwentner L , et al. The role of preoperative ultrasound evaluation of inguinal lymph nodes in patients with vulvar malignancy. Gynecol Oncol, 2013, 131:113–117.

[13] Selman TJ, Luesley DM, Acheson N, et al. A systematic review of the accuracy of diagnostic tests for inguinal lymph node status in vulvar cancer. Gynecol Oncol, 2005, 99:206–214.